LES COMPOSÉS FLUORÉS

ET EN PARTICULIER

LE FLUORURE DE BORE

DANS LE TRAITEMENT

DE LA TUBERCULOSE PULMONAIRE

PAR

Le Docteur ALVARO-ALBERTO

PARIS

OCTAVE DOIN, ÉDITEUR

8, PLACE DE L'ODÉON, 8

—

1889

LES COMPOSÉS FLUORÉS

ET EN PARTICULIER

LE FLUORURE DE BORE

DANS LE TRAITEMENT

DE LA TUBERCULOSE PULMONAIRE

ERRATA

Page 21, ligne 9; au lieu de : *pres-cription*. lire : *pre-scription*.

Page 66, ligne 14; au lieu de : *de la seconde composition,* lire : *de la décomposition.*

Page 69, ligne 3; au lieu de : *anatomo-chimique,* lire : *anatomo-clinique.*

Page 70, ligne 4; au lieu de : *de l'antisepsie dans la persécution,* lire : *de l'antisepsie, de la persécution.*

Page 70, ligne 8; au lieu de : *Il n'est même que le,* lire : *il n'est même pas.*

Page 71, ligne 1; au lieu de : *mais,* lire : *moins.*

Page 71, ligne 28; au lieu de : *avec,* lire : *sur.*

Page 76, ligne 2; au lieu de : *vaccination,* lire : *infection.*

Page 87, ligne 15; au lieu de : *sans en éprouver,* lire : *sans que celui-ci en éprouve.*

Page 87, ligne 17; au lieu de : *subs-tituer,* lire : *sub-stituer.*

LES COMPOSÉS FLUORÉS

ET EN PARTICULIER

LE FLUORURE DE BORE

DANS LE TRAITEMENT

DE LA TUBERCULOSE PULMONAIRE

PAR

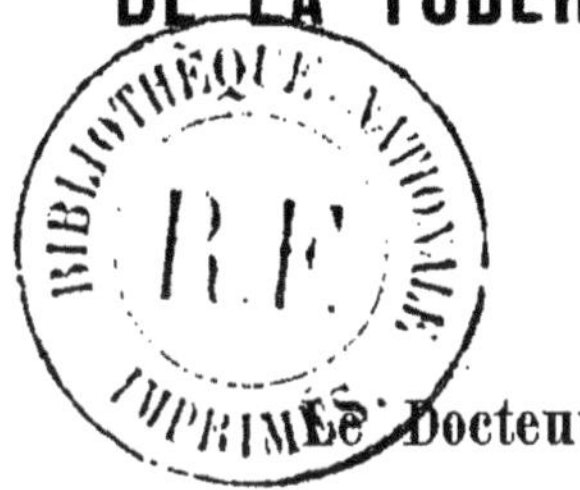

Le Docteur ALVARO-ALBERTO

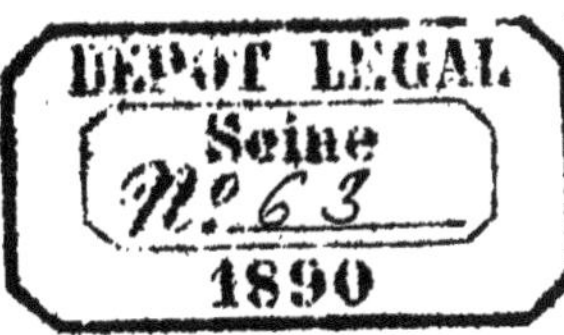

———— ❧ ————

PARIS

OCTAVE DOIN, ÉDITEUR

8, PLACE DE L'ODÉON, 8

—

1889

AVANT-PROPOS

Ce livre n'est qu'une compilation des *notes* que j'ai publiées jusqu'à ce jour en France et au Brésil, sur l'emploi des composés fluorés et spécialement du fluorure de bore dans le traitement de la tuberculose pulmonaire. Il n'est autre chose que ces mêmes *notes* colligées et complétées par des remarques qui n'y avaient pas trouvé de place, à cause des limites restreintes des publications de ce genre.

Si je fonds aujourd'hui ces petits travaux en un volume et les livre encore à la publicité dans la langue universelle, c'est que je suis convaincu, — bien convaincu, — de la valeur du traitement antiphymatique que j'y décris, et que je désire attirer sur lui l'attention de ceux qui cherchent comme moi un remède contre la plus meurtrière des maladies qui déciment l'humanité. En effet, j'ose présenter à mes confrères le traitement de la tuberculose par le fluorure de bore, non pas comme le dernier mot de la thérapeutique, qui ambitionne beaucoup plus que je ne pourrais lui donner, mais comme un progrès de plus dans la voie féconde que parcourt la pneumiatrie moderne, éclairée par la brillante école de Pasteur ; — progrès considérable, je pense, qu'on devra mettre à profit dès maintenant et tant qu'un autre plus grand ne viendra pas le surpasser.

Paris, août 1889.

TRAITEMENT

DE LA

TUBERCULOSE PULMONAIRE

PAR LE

FLUORURE DE BORE

CHAPITRE I

INTRODUCTION

Le fluor dans la tuberculose. — Hypothèse sur son
action générale. — Traitement antiphymatique fluoré
interne. — Le fluorure de calcium.

Parmi les agents médicamenteux les mieux
connus et les plus généralement employés jusqu'à
présent dans le traitement de la maladie tuberculeuse, celui qui fait le plus de bien et le moins
de mal, — le plus efficace et le moins toxique, —
c'est assurément le *fluor*, c'est-à-dire ses dérivés
chimiques, dont il est le représentant thérapeutique.

Voilà la conclusion que nous imposent les travaux les plus récents sur le traitement de la tuberculose.

Dernièrement, il est vrai, il y a bien eu un certain mouvement contre le traitement fluoré de la tuberculose pulmonaire ; mais, sans aucun doute, on ne doit l'envisager que comme une réaction, assez légitime d'ailleurs, contre l'exagération de la valeur de l'un des moyens de ce traitement, —· l'acide fluorhydrique, — qui, du reste, continue à être essayé partout, et partout continue à remplacer avantageusement nombre d'autres agents, plus ou moins offensifs et, qui pis est, plus ou moins inefficaces, prônés avant ou en même temps que lui.

Ce mouvement est bien sensible en France ; c'est même en France que je commence de le remarquer et d'en étudier les causes ; et cependant, quoiqu'on y demande maintenant mieux que les inhalations d'acide fluorhydrique, toujours est-il que ce traitement continue à y être considéré comme un progrès, petit, mais réel. La preuve en est dans la teneur des opinions le plus récemment émises en France sur la valeur de ce traitement, telles que celles de MM. Garcin, Gilliard, Raimondi et Audollent, qui viennent de l'étudier dans ces douze derniers mois.

Encore en juillet de l'année dernière M. Raimondi (1) déclarait au *Congrès pour l'étude de la*

(1) RAIMONDI. — Résumé stat. des obs. de phtisie

tuberculose avoir obtenu avec M. Delaborde « des résultats assez satisfaisants » de l'acide fluorhydrique, en inhalations, contre la tuberculose pulmonaire.

En effet, la statistique de ce médecin est bien encourageante : 48 malades ont subi ces inhalations. « Vingt (20), dit l'auteur, ont été, après une durée de traitement variable et le plus souvent longue (60 à 80 jours, en moyenne) guéris d'une façon définitive, et m'ont quitté avec un état général excellent, après disparition des signes stéthoscopiques et absence complète des bacilles constatés à la suite de plusieurs analyses. Près de la moitié de ces guérisons datent de 3 à 4 mois, sans qu'il soit survenu aucun symptôme de rechute, et peuvent donc être considérées comme durables. Tous ces malades étaient atteints de tuberculose au deuxième degré, et présentaient des lésions unilatérales ou bilatérales plus ou moins étendues... Dans une seconde catégorie, je rangerai 18 autres malades qui ont été très améliorés. Sept (7) d'entre eux sont encore actuellement en traitement, et j'espère fermement les guérir d'une façon définitive. Tous d'ailleurs ont retiré un grand bénéfice de la méthode. Les uns, voyant leur état général amélioré d'une façon très notable, se sont crus guéris, et n'ont pas voulu continuer à se soigner ; d'autres aussi m'ont quitté, peut-être

pulmonaire traitée par l'ac. fluorhydrique, *in*. Congrès p. l'ét. de la tuberculose, 1888.

lassés par la longue durée du traitement. C'est
que la plupart de ces malades étaient profondément atteints, presque tous à la troisième période,
sans cependant être arrivés à la cachexie, et que
dans ces cas les effets de l'acide fluorhydrique,
quoique réels, sont excessivement lents et exi-
gent du malade une grande ténacité. » Chez cinq
cachectiques, des 10 malades restants, le médicament n'a rien fait, et chez les autres 5, qui
sont morts de poussées aiguës, il n'a fait que du
mal, selon l'auteur.

C'est également de juillet 1888 que date le travail de M. Audollent (1) « sur l'emploi de l'acide
fluorhydrique dans les affections pulmonaires. »
Voici ce qu'on y lit : « L'acide fluorhydrique
paraît avoir une action réelle et efficace sur un
certain nombre de symptômes fonctionnels de la
phthisie pulmonaire. Sans aller aussi loin que
MM. Garcin et Seiler, on doit admettre cependant
que les vapeurs ont une action réelle et incontes-
table sur les fonctions de nutrition en particulier.
Sans faire de l'acide fluorhydrique un simple
eupeptique, on doit admettre cependant que
c'est là, en réalité, une de ses propriétés princi-
pales. Mais il a ce mérite sur la plupart des autres
eupeptiques, d'agir promptement et à coup

(1) PAUL AUDOLLENT. — Etude critique sur l'emploi
de l'ac. fluorhydrique dans les affections pulmonaires.
Paris, 1888.

sûr. Il nous semble que les inhalations d'acide fluorhydrique sont indiquées au début de la tuberculose, alors qu'il importe surtout de mettre le malade en état de lutter victorieusement contre la lésion commençante, par une bonne nutrition. Elles pourront aussi soulager son oppression et lui permettre ainsi un sommeil tranquille. »

Après le travail de M. Audollent vint, en décembre, celui assez complet de M. Gilliard (1). Ses conclusions sont les suivantes : 1° l'acide fluorhydrique agit probablement en diminuant la virulence du bacille de Kock ; 2° ces inhalations sont utiles au début de la tuberculose et même de la période de ramollissement. Elles agissent souvent en améliorant l'état général, quelquefois en diminuant les signes stéthoscopiques.

Ces conclusions sont basées l'une sur 46 observations cliniques, et l'autre sur des expériences de laboratoire. L'auteur a inoculé des lapins, sous l'oreille, avec des crachats frais renfermant des bacilles et provenant de malades traités depuis longtemps par les inhalations fluorhydriques. Ces lapins ne sont pas devenus tuberculeux, même au bout de trois mois. D'autres lapins ont été soumis à plusieurs reprises à des pulvérisa-

(1) HENRI GILLIARD. — Du trait. de la tuberculose pulm. par les inhalations d'ac. fluorhydrique. Paris, 1889.

tions de crachats provenant de tuberculeux traités et renfermant des bacilles. Après deux mois,
résultat nul. On leur a alors inoculé sous l'oreille
des fongosités provenant d'une tumeur blanche
du genou et renfermant des bacilles. Depuis cette
époque les lapins présentent chaque soir de la
fièvre et maigrissent. L'auteur ne doute pas qu'en
se servant de l'acide pur pour les inhalations,
les bacilles soient modifiés dans leur virulence.

Quant à l'opinion, si autorisée, de M. Garcin (1),
qui se base sur un grand nombre d'observations
cliniques, elle est aujourd'hui la même qu'en
1887, quand l'auteur commençait à étudier l'acide
fluorhydrique, c'est-à-dire « que ce médicament
est appelé à prendre une place importante dans
la thérapeutique de la tuberculose pulmonaire ».
Selon l'auteur, l'acide fluorhydrique agit *in vitro*,
directement sur le bacille, en le rendant inoffen-
sif; expérimentalement, en l'empêchant de se
reproduire, et, cliniquement, en modifiant le terrain sur lequel il végète et en entravant sa proli-
fération. « Si, ajoute-t-il, certains médecins, re-
trouvant encore des bacilles dans l'expectoration
de leurs tuberculeux soumis à l'influence de l'a-
cide fluorhydrique, lui refusent une action antibacillaire, c'est que les bacilles ne disparaissent
pas sous l'influence de cet agent, ne se dissol-

(1) GARCIN. — Etude sur la valeur du traitement de
la tuberculose pulmonaire par les inhal. d'ac. fluorhydrique. Paris, 1889.

vant pas, mais deviennent simplement des corps étrangers, inertes, incapables de se reproduire et inoffensifs par conséquent pour le milieu dans lequel ils continuent à vivre. »

Hors de France, les avis ne diffèrent pas, en général, de ceux que je viens de citer. Aussi le traitement en question a-t-il mérité des éloges encore dernièrement de Valentin Gilbert, en Suisse; de Ampugnani et Sciolla et de Arados, en Italie; de Valenzuela, en Espagne; de Gager, en Allemagne.....

Chez nous, au Brésil, il a eu l'approbation de MM. Martins Costa et Alfredo Bastos. Ces confrères sont au nombre de ceux qui se sont le plus occupés du traitement fluorhydrique de la tuberculose, à Rio de Janeiro. Eh bien! Leurs observations sont assez favorables à ce mode de traitement.

Selon M. Martins Costa (1), l'acide fluorhydrique est très bien toléré, en inhalations, par les malades, et les effets de ces inhalations sont les suivants : 1° elles diminuent ou font disparaître la fièvre chez les tuberculeux; 2° non seulement elles retardent d'une façon notable la consomption, mais en outre elles activent la nutrition générale, ce qui se traduit par l'augmentation du

---

(1) MARTINS COSTA.— Nota sobre o valor therapeutico das inj. sulfo-carbonicas e das inhal. de ac. fluorhydrico no trat. da tuberculose pulm. *in* Congresso Brazileiro de med. e cir. — Rio de Janeiro, 1889.

poids du corps ; 3° elles diminuent la toux, l'expectoration et la fréquence respiratoire ; 4° elles
n'ont pas d'action antibacillaire appréciable, et
exercent peu d'influence sur l'état local des poumons. « Il nous semble donc, conclut l'auteur,
tout en ne voulant pas déduire des conséquences
prématurées, que si les inhalations fluorhydriques
ne guérissent pas les tuberculeux, elles amendent
néanmoins leur état général, et peuvent de cette
façon prolonger leur existence ».

M. Alfredo Bastos est encore plus formel :
« Actuellement, dit-il, les inhalations d'acide
fluorhydrique constituent le traitement le plus
efficace de la tuberculose pulmonaire. »

C'est là, à mon sens, une vérité des plus simples.
Et je ne suis pas seul à le penser. C'est aussi le
sentiment de M. Valentin Gilbert, l'auteur de l'un
des travaux les plus récents et les plus complets
sur le sujet, et dont l'opinion, partant, mérite ici
une mention spéciale. La voici : « Si nous com-
parons les résultats que nous avons obtenus, à la
suite des divers traitements que nous avons pas-
sés en revue et que nous avons essayés, nous pouvons dire de prime abord que l'acide fluorhydrique est de tous, celui qui nous a donné les résultats
les plus encourageants, quoique encore bien imparfaits. C'est la médication dont les effets ont
été les plus constants et les plus rapidement sen-
sibles. Les autres agents d'inhalation, les lave-
ments gazeux, préconisés par le Dr Bergeron, les

injections sous-cutanées et intraparenchymateu-
ses, la médication interne antiseptique (créosote,
etc.), ne nous ont jamais fourni que des résultats
partiels et des améliorations souvent tardives qu'il
était facile de mettre sur le compte du séjour à
l'hôpital. Nous ne pouvons en dire autant de
l'acide fluorhydrique, sans cependant vouloir mé-
connaître l'influence d'une bonne hygiène sur la
tuberculose. Ce gaz a certainement des propriétés
qui doivent encourager son application dans le
traitement d'une maladie contre laquelle on épuise
souvent en vain toutes les ressources de la thérapeutique. »

En présence des opinions que nous venons
de mentionner, on ne peut pas s'empêcher de répéter avec M. Garcin, que presque tous les cliniciens qui se sont adressés à l'acide fluorhydrique
pour combattre la tuberculose pulmonaire ont été
satisfaits des résultats obtenus, leurs malades
soumis à cette médication ayant éprouvé une
amélioration dans l'ensemble de leurs symptômes.

On peut même avancer avec M. Gilbert que
« jusqu'à présent, tous ceux qui ont employé
l'acide fluorhydrique n'ont pas eu à s'en plaindre ;
tous ont observé les mêmes phénomènes et la
même rapidité dans leurs manifestations. »

Le dernier travail paru sur la matière, la thèse
de M. Brunet (1) n'est pas un démenti à cette

____

(1) Jules Brunet. — Recherches sur le traitement de

proposition, que j'adopte, quoique elle semble l'être au premier abord.

En effet, M. Brunet assure que « les inhalations d'acide fluorhydrique ne donnent pas dans le traitement de la phthisie pulmonaire des résultats bien encourageants » ; mais il ne nie pas que ces inhalations ne puissent être quelque peu utiles aux tuberculeux ; au contraire, il avoue qu'elles « peuvent, dans certains cas, améliorer l'état général des malades ». Tout ce qu'il y a de contraire à la proposition adoptée par moi, c'est que M. Brunet met en doute qu'on puisse rapporter à l'acide fluorhydrique tous les phénomènes salutaires observés chez les malades subissant le traitement par les inhalations de ce médicament : « Nous pouvons nous demander, dit l'auteur, si, à part le retour de l'appétit, qui semble, lui, dû au médicament lui-même, les autres phénomènes tels que la diminution des sueurs, de la dyspnée, l'augmentation du poids du corps, ne sont pas dus simplement au repos des malades, qui n'ont plus à se livrer à un travail fatigant, se lèvent et se couchent quand ils veulent, se promènent dans le jardin, n'ont aucun souci de leur existence du lendemain, en un mot n'ont à supporter aucune fatigue physique ni intellectuelle ».

C'est donc, d'une simple question d'interpréta-

la tuberculose pulmonaire par les inhal. d'ac. fluorhydrique. Paris, 1889.

tion thérapogénique qu'il s'agit maintenant. S'il y a des médecins qui voient dans les malades d'hôpital des conditions favorables aux résultats des expériences faites sur eux, il y en a d'autres qui pensent autrement. Ainsi, selon M. Garcin, les conditions des malades des hôpitaux sont défectueuses, et ce n'est pas sur ces malades qu'on peut obtenir de l'acide fluorhydrique les meilleurs résultats. « Nous savons, dit-il, à quel degré de misère physiologique ces malheureux phthisiques arrivent à l'hôpital. Chez la plupart d'entre eux, le poumon n'absorbe plus, la capacité respiratoire tombe à des chiffres infimes (1 litre, 1 demi-litre même) ; le plus grand nombre a de la résorption purulente ; les fonctions de nutrition sont anéanties ». Or, ainsi que M. Brunet lui-même le déclare, c'est surtout à des malades d'hôpital atteints de tuberculose au deuxième degré qu'il a fait respirer les vapeurs fluorhydriques. « Qui ne sait qu'il est très difficile de trouver à la consultation gratuite de l'hôpital des malades atteints de tuberculose pulmonaire au début? Pouvant encore travailler, avec des lésions assez avancées, ils attendent, pour venir demander l'assistance du médecin et chercher un refuge à l'hôpital, d'avoir épuisé leurs dernières ressources ».

Sauf des conditions exceptionnelles (suralimentation, suraération, etc.), non signalées par M. Brunet, un hôpital ordinaire quelconque, soit-il le meilleur du monde, ne pourra jamais servir utilement pour le traitement hygiothérapique, si exigeant, de la tuberculose pulmonaire, principalement sur des malades soucieux de leur avenir comme doivent être des malheureux ouvriers appauvris par la maladie. Les effets thérapeutiques dont on discute la cause ne sont donc pas hygiothérapiques, mais bien et dûment imputables aux inhalations fluorhydriques.

En tout cas, quand même les faits observés par M. Brunet seraient contraires à l'acide fluorhydrique, ils ne prouveraient rien du tout contre l'élément actif de cet acide, le fluor, puisqu'il s'agit d'un médicament qui n'a pas été « supporté par tous les malades ». Or, si ce même médicament a pu « dans certains cas, améliorer l'état général des malades », il est bien croyable qu'il agirait de même chez tous les tuberculeux s'il était toléré par tous à des doses efficaces, et qu'il serait toléré par tous à des doses efficaces s'il changeait de forme, sans changer de nature, c'est-à-dire s'il était perfectionné *organoleptiquement*, tout en n'étant toujours que du fluor *thérapeutiquement*.

Le fluor s'est donc assuré déjà, en peu de temps, une place importante dans la thérapeutique, ainsi que, du reste, l'histoire chimico-physiologique de ce composant organique le faisait prévoir depuis longtemps. « Dès 1884, ai-je écrit ailleurs, je nourris cette conviction que les composés *fluorés* et siliciés ne méritent pas du médecin l'oubli

dans lequel ils gisent, l'étude des propriétés phar-
macologiques, des applications thérapeutiques de
ces éléments chimico-biologiques étant un travail
plein d'intérêt, qui promet de conduire à des notions utiles très nombreuses..... Il suffit de rap-
peler que ces deux éléments sont au nombre des
composants normaux, constants, de l'édifice organique. L'un d'eux, en effet, le fluor, a été trouvé
dans le sang, le lait, le tissu cérébral, les dents
et surtout dans les os, où il paraît que le phosphate tricalcique est uni au fluorure de la même
base, du moins en partie, sous forme d'apatite.»(1).

Ayant commencé mes recherches il y a déjà
longtemps, quand je ne connaissais pas encore
les travaux de MM. Seiler, Hérard et Garcin, qui
ont excité l'enthousiasme pour l'acide fluorhydrique, je n'ai jamais pensé à faire inhaler cet acide
à mes tuberculeux, en considérant d'un côté que
rien n'est plus préjudiciable aux malades de ce
genre que l'irritation, même très légère, de la
muqueuse pulmonaire; et d'un autre côté, que
rien n'est plus irritant pour cette muqueuse que
l'acide fluorhydrique libre.

Toutefois, j'ai essayé depuis quelque temps ce
même acide neutralisé par la chaux, sous forme
de fluorure de calcium, guidé par cette coïnci-
dence très remarquable, que dans la tuberculose

(1) Alv. Alberto. — Contrib. para a pharmacol. do
fluor e do silicio. — *Brazil medico*, jutho 1887.

il y a perte exagérée de phosphate calcique et que c'est uni au fluorure de calcium qu'on trouve dans l'organisme ce même phosphate calcique, dont on connaît l'importance dans les phénomènes de la nutrition, dans l'histogénie générale et particulièrement dans la crétification des tubercules. Or, ai-je dit, en raisonnant, s'il est vrai qu'elles sont physico-chimiques comme toutes autres, les conditions dynamo-matérielles qui régissent, dans les êtres vivants, l'élimination, aussi bien que la fixation et l'électivité des corps ingérés dans l'organisme, qu'ils s'appellent aliments, ou morbes, ou médicaments; et, s'il est permis de supposer que l'une des conditions de la fixation du phosphate calcique dans l'organisme soit ou résulte de la présence, dans cet organisme, du fluorure de la même espèce, on doit conclure qu'il est bien raisonnable d'essayer d'empêcher la perte de l'un de ces composés par l'ingestion de l'autre, ainsi que je l'ai fait souvent, quoique sans résultats décisifs jusqu'à présent. Ce raisonnement demandait la sanction de l'expérience. J'ai voulu le sanctionner et par l'expérience d'observation, et par celle d'expérimentation, en agissant, dans ce dernier cas, sur des phosphaturies artificielles, comme celle que, dit-on, la fuschine produit. Cependant, je n'ai pu le contrôler jusqu'à présent que par l'observation clinique, et ce bien imparfaitement, en sorte que la question en serait encore au point où je l'avais posée, si dernièrement l'expérience acquise dans les hôpitaux ne lui avait fait faire un grand pas, en annonçant, selon M. Garcin (1), que l'inhalation de l'acide fluorhydrique diminue la phosphaturie chez les phthisiques.

J'ai prescrit le fluorure de calcium à des malades divers, mais je n'ai pu suivre le traitement que chez quelques-uns. En outre, je ne peux pas garantir qu'on ait réellement donné à tous mes malades le fluorure prescrit ou du moins un autre fluorure; au contraire, ce que je peux assurer, c'est plutôt qu'au moins un de ces malades a été trompé par le pharmacopoliste : ce fut un malade de variole contractée peu de temps après le dengue et terminée par la guérison à l'hôpital des varioleux.

Quant aux malades de tuberculose, j'avouerai de suite que dans trois des premiers cas de cette maladie où j'ai associé le fluorure de calcium aux médicaments usuels et obtenu des renseignements sur le résultat thérapeutique, celui-ci, malheureusement, n'a été que nul ou presque nul. Chez tous ces trois malades, la maladie était chronique, mais dans une période fort avancée, et plus ou moins généralisée. L'un d'eux, J. L., résidait dans une maison à peine hygiénique (8, rue

(1) Dʳ GARCIN. — Etude sur la valeur du traitement de la tuberculose pulmonaire par les inhalations d'acide fluorhydrique. Paris, 1880.

Mattoso), avait de quoi s'alimenter convenablement et a fait usage du fluorure pendant assez longtemps (du commencement au milieu de l'année 1886). Le deuxième était une femme chylurique, habitant un rez-de-chaussée, au milieu d'un grand jardin planté d'arbres (à côté de l'hôtel Daury). Elle aussi pouvait s'alimenter convenablement, mais n'a fait usage du fluorure que pendant plusieurs jours, étant décédée peu de temps après avoir commencé le traitement. Le troisième malade, enfin, l'ouvrier Charles était un pauvre sans aucun traitement hygiénique et qui a dû finir ses jours dans un hôpital de tuberculeux, peu de temps après avoir pris le fluorure de calcium pendant quelques semaines.

Malgré ces premiers insuccès, j'ai continué à administrer le fluorure de calcium dans la tuberculose pulmonaire, à la dose quotidienne d'un à 2 grammes, fractionnée en prises de 0,15 à 0,20 centigrammes, en l'associant d'ordinaire au phosphate monocalcique dans une même formule.

Voici deux cas dans lesquels les résulats fournis par cette pratique ne représentent pas des insuccès complets comme les précédents. Ils ne peuvent, en effet, être qualifiés que comme douteux.

OBSERVATION I.

A... V..., 18 ans environ, professeur municipal, malade depuis peu de mois, dès qu'elle a perdu son père, dont la mort l'a beaucoup impressionnée. Perturbations menstruelles et digestives, quoique très légères celles-ci. Langue un peu saburreuse, avec un certain degré d'anorexie. Amaigrissement. Conjonctives pas trop décolorées. Pas de fièvre, pas de dyspnée, pas d'hémoptysies. Toute la maladie consiste, au dire de la malade, en une toux très gênante avec sputation fréquente, paraissant surtout au soir, pendant trois à quatre heures, suivies, dès que la malade s'alite, jusqu'à minuit ou une heure du matin. Ces crachats sont blancs et bien aérés.

A la percussion, rien : son normal ou à peine plus clair que le normal. Inspiration faible dans certains endroits, mais rude en d'autres, et quelques râles muqueux à bulles grandes et petites, pas trop abondants, aux deux poumons, dont on n'a examiné que la moitié supérieure.

Prescription ajournée, en attendant la décision de l'examen bactéréoscopique.

Les crachats étant trop fluides et écumeux, j'ai mis en usage le procédé suivant pour assurer le résultat de cet examen : j'ai concentré ces crachats en les mettant sur un mouchoir plié, dont le tissu, en absorbant la partie aqueuse, a laissé comme résidu une masse jaunâtre, visqueuse, mucopurulente. C'est du centre de cette masse que j'ai extrait la quantité nécessaire pour l'analyse microscopique.

Cette analyse a autorisé le diagnostic de *tuberculose* pulmonaire.

Prescription le 22 août 1888 : un gramme de bromure de potassium tous les soirs, avant le coucher, dissous dans de l'eau glycérinée, aromatisée avec du laurier-cerise. En outre :

Fluorure de calcium purifié...............	5,0 gr.
Acide chlorhydrique pour dissoudre le fluorure..........................	Q. s.
Phosphate monocalcique..............	3,0 gr.
Teinture d'écorce de citron............	1,0 gr.
Eau................................	250,0 gr.
Glycérine...........................	50,0 gr.

Deux cuillerées à soupe par jour, dans de l'eau, aux repas. Séjour au grand air. Alimentation commune au gré de la malade.

L'effet de ce traitement a été, paraît-il, excellent la malade dit se porter très bien présentement (8 septembre 1888), et n'avoir plus besoin des médicaments dont elle a fait usage.

Le deuxième cas n'est pas aussi favorable, malheureusement. Le voici succinctement :

M. C..., 30 ans, garçon de billard. Manquements répétés aux règles de l'hygiène, même pendant le traitement : chambre à coucher insuffisamment éclairée et aérée ; veilles fréquentes.

Consultation du 23 juillet 1888 : La maladie a plus d'un an de durée. Toux, petites hémoptysies, expectoration de muco-pus, un peu de dyspnée par des efforts même petits. Anorexie. Fièvre, sueurs, amaigrissement, anémie notable. Inspiration saccadée et expiration prolongée au sommet droit. Fusion tuberculeuse étendue au sommet gauche.

Prescription : un gramme de fluorure de calcium

par jour, en cinq doses, aux repas. Phosphate mono-calcique (0,20) et créosote végétale (1,0) dans de l'eau avec du vin et de la glycérine (10,0 par jour). En outre, poudre stomachique de noix vomique et bicarbonate de soude pendant les dix premiers jours. Promenades au grand air. Alimentation abondante; cinq repas par jour.

Les deux premières formules ont été répétées le 30 juillet et le 13 août. La partie hygiénique de la prescription n'a pas été suivie avec autant de soin que la partie pharmaceutique; mais néanmoins le malade en a obtenu un mieux sensible. Ainsi, au commencement du mois d'août, il n'avait plus de fièvre; il avait un peu d'appétit et se sentait plus animé, plus fort.

Cependant ce mieux n'a pas progressé, et il tendait plutôt à disparaître dès la mi-août; aussi le malade s'est-il déterminé à faire dès lors usage des inhalations de fluorure de bore, sans toutefois abandonner les médicaments qui l'avaient déjà soulagé. Il a en effet commencé l'usage du fluorure de bore le 13 août. Les inhalations de ce gaz, quoique faites très irrégulièrement, montraient déjà son action bienfaisante, quand le malade a été obligé de les suspendre, faute de temps et de local convenable.

CHAPITRE II

ESSAIS PRÉLIMINAIRES

Traitement antiphymatique fluoré topique. — Choix
d'un fluoré inhalable. — Fluorure de silicium. —
Fluorure de bore. — Fluorure d'antimoine. —
Acide fluorhydrique.

Si, en présence de l'insuccès des premières
applications, je n'ai pas complètement désespéré
de l'action antituberculeuse du fluorure de calcium, néanmoins j'ai pris aussitôt la résolution
de ne plus l'administrer seul, sans lui adjoindre
un autre fluoré, propre à être inhalé et partant
utilisable pour le traitement *topique* du mal.

A cet effet, j'ai étudié d'abord les combinaisons
du fluor avec le bore et le silicium, en les recon-
naissant bientôt comme des fermenticides énergiques, au moyen d'expériences *in vitro*, qui constituent les fondements de la conclusion suivante,
annoncée pour la première fois, en juillet 1887,
dans le *Brazil medico* : « L'action antiseptique
des composés fluosiliciques et fluoboriques était
bien facile à prévoir. C'était une hypothèse à
laquelle le fait qu'une telle action était déjà dé-
montrée dans les silicates alcalins et les acides

borique et fluorhydrique donnait assez de vrai-
semblance : eh bien ! cette hypothèse n'est que
la prévision de la vérité, en présence dés résultats fournis par les expériences que j'ai à rapporter.

Dans un même endroit, humide, froid, peu
éclairé par le soleil, on a exposé à l'air, le 15
mai, et ensuite examiné tous les jours à l'œil
nu, les mélanges suivants de substances putres-
cibles avec de l'acide hydrofluosilicique du commerce ou du fluosilicate de soude, préparé par
moi-même, en solution à 1/100 (légèrement
chauffée) :

N° 1.

Urine....	10 cc.
Soluté de fluosilicate de soude...	5 cc.

N° 2.

Urine...........................	10 cc.
Eau.............................	5 cc.

N° 3.

Urine...........................	10 cc.
Eau.............................	10 cc.

N° 4.

Urine...........................	10 cc.
Sol. fluosil. de soude...........	10 cc.

N° 5.

Urine...........................	9
Eau.............................	1

N° 6.

Urine...............................	10
Acide fluosil......................	II gouttes

N° 7.

Urine..............................	10
Acide fluosil.....................	V gouttes

N° 8.

Urine.............................	9
Acide fluosil.....................	X gouttes.

N° 9.

Urine.............................	9
Sol. fluosil. soude...............	1

N° 10.

Sol. sucre à 2/10..., ...	10
Eau...............................	10

N° 11.

Sol. sucre 1/10..	10
Sol. fluosil. soude...............	10

N° 12.

Sol. sucre 2/10...................	10
Sol. fluosil. soude...............	5

N° 13.

Sol. sucre 2/10	10
Eau........	5

N° 14.

Sang dilué........................	10
Eau	10

N° 15.

Sang dilué......................	10
Sol. fluosil. soude	10

N° 16.

Sang dilué......................	10
Acide fluosil	V gouttes.

N° 17.

Lait...........................	10
Eau.......................	10

N° 18.

Lait...................	10
Acide fluosil....................	X gouttes.

N° 19.

Lait......................... ...	10
Sol. fluosil. soude	10

N° 20.

Viande...........................	
Eau.............................	20

N° 21.

Viande......	
Eau.............	20
Acide fluosil....................	XL gouttes.

N° 22

Viande	
Eau............................	20
Acide fluosil....	XX gouttes.

N° 23.

Viande...........................	
Eau	10
Sol. fluosil. soude...............	10

N° 24

Eau albumineuse	10
Eau	10

N° 25.

Eau albumineuse	10
Sol. fluosil. soude	10

La fermentation a commencé à paraître :

Le 16 (soir) aux numéros 2, 3, 5, 10, 13, 14, 17, 20, 24
Le 18   —   —   9.
Le 20 (matin)   —   1, 15, 16, 23.
Le 21   —   —   25.
Le 22   —   —   6, 19.
Le 23   ---   —   22.

Au bout de quinze jours, le 30 mai, persistaient inaltérés tous les liquides dont les numéros ne sont pas dans cette liste, et le 30 juin étaient encore intacts ceux qui portaient les numéros 8 et 21.

Le 20 mai, on a divisé la matière putréfiée du n° 20 (eau et viande) en deux portions à peu près égales, et on a mis dans l'une d'elles XX et dans l'autre XXX gouttes d'acide hydrofluosilicique du commerce : la putréfaction s'est immédiatement arrêtée, si rapidement que la mauvaise odeur exhalée jusqu'alors n'a continué à se faire sentir que pendant quelques heures seulement, et de plus en plus faible, tant que le liquide a pu récé-

ler les produits fétides formés antérieurement et
maintenus en dissolution.

Jusqu'au 30 juin, c'est-à-dire plus de quarante
jours après, la putréfaction n'avait pas encore re-
paru.

Ces expériences, je l'ajoute avec plaisir, sont
déjà confirmées par celles du Dr William Thompson (1), publiées peu de temps après les miennes,
le 12 septembre 1887.

Quant aux expériences sur l'acide borofluorhydrique, il ne vaut pas la peine de les rapporter ici
in extenso, vu qu'elles ont été faites avec un acide
dont la composition quantitative n'est pas connue,
ni même approximativement, comme, du reste,
celle du soluté fluorhydrique concentré qui a
servi à le préparer. Je ne ferai que résumer leurs
résultats, en les comparant avec ceux présentés
par l'acide silicofluorhydrique, ainsi qu'il suit :

1° Il suffit de quelques gouttes d'acide hydrofluosilicique commercial (V à X gouttes), ou de
quelques centimètres cubes (5 à 10 cc.) d'un soluté de fluosilicate de soude à 1/100, pour entra-
ver pendant plusieurs jours ou empêcher indéfiniment la putréfaction dans 10 cc. d'urine, de
lait ou d'un soluté aqueux de sucre de canne à
2/10 ;

. 2° L'acide borofluorhydrique a une action ana-

(1) William Thompson. Cité par Hérard, Cornil et
Hanot *in* « La phthisie pulmonaire ». Paris, 1888.

logue à celle du silicofluorhydrique, puisqu'il suffit de II gouttes du premier dans 10 cc. d'eau, pour conserver sans altération, indéfiniment, un petit morceau de viande ; et que l'un et l'autre peuvent suspendre la putréfaction de la viande à coup sûr, incontinent et pour toujours, à des doses insignifiantes, de quelques gouttes seulement : V à X gouttes du composé fluoborique, et XX à XXX du composé fluosilicique (soluté commercial), pour 10 centimètres cubes de liquide pourri.

Outre ces expériences *in vitro*, j'en ai fait d'autres sur des animaux, et j'ai obtenu les résultats que je vais rapporter succinctement.

C'est par les composés fluosiliciques que j'ai commencé. J'ai fait avec le fluosilicate de soude quelques petits essais pharmacodynamiques sur des chiens, en leur administrant ce sel, le premier jour de l'expérience, en injections hypodermiques d'un soluté saturé à froid, en même temps que de l'eau de viande pourrie (au dixième jour de la putréfaction), et les jours suivants, par la bouche, mélangé aux aliments. Un de ces chiens a eu deux abcès gangréneux, sans fièvre (39,3 au rectum, le jour de l'expérience ; 39°,0 les jours suivants), consécutifs aux piqûres des deux injections hypodermiques d'une seringue entière chaque qui lui ont été faites, d'un mélange à parties égales de soluté aqueux saturé de fluosilicate sodique et d'eau de viande pourrie, également saturée du même sel. Ce petit chien a pris tous les jours, par la bouche, 0.20 centigr. de fluosilicate de sodium, dès le premier jour de l'expérience, pendant deux semaines, sans présenter rien à remarquer, en dehors de la cicatrisation rapide des abcès.

Deux chiens auxquels on a injecté en même temps, mais séparément, quoique dans le même endroit, un centimètre cube d'eau de viande pourrie et trois du soluté de fluosilicate de soude, en leur administrant ensuite tous les jours, 0,20 centigrammes de ce sel, en 3 à 5 doses, pendant environ une semaine, n'ont absolument rien présenté d'anormal, ni pour compte de l'empoisonnement putride, ni pour compte de la médicamentation.

La détermination du degré de toxicité du fluosilicate de soude a été faite sur les trois chiens des expériences précédentes et ensuite sur deux autres de plus grande taille. Il suffit de dire à ce sujet que la dose la plus grande qu'on ait atteinte a été celle d'un gramme, administrée d'un seul coup, avec des aliments ; et que cette dose a paru entièrement inoffensive, pour un chien de très grande taille. Un grand chien l'a ingérée de cette façon deux fois, à des jours différents, sans le moindre inconvénient. Cependant des doses moindres pourront provoquer des vomissements si elles sont administrées à jeun.

Quant aux composés fluoboriques, leur étude

pharmacodynamique, beaucoup moins incomplète, a été faite d'abord sur l'oiseau et le chien, et ensuite sur l'espèce humaine.

Les premières expériences ont consisté à soumettre plusieurs fois un poulet et deux petits chiens à l'inhalation des vapeurs formées par le fluorure de bore au contact de l'humidité atmosphérique. Le poulet a été exposé à l'atmosphère fluoborique dans un grand manchon en verre, et les chiens l'ont été tantôt libres dans la salle d'inhalations, tantôt enfermés dans une cage dont toutes les parois étaient formées par des treillis en bambou, à fentes rares et étroites, suspendue un peu au-dessus de l'appareil producteur du gaz, de façon à recevoir celui-ci en profusion, très peu dilué par l'air, et à le garder pendant longtemps dans son intérieur, en y favorisant son accumulation. La durée des expériences a été d'un peu plus d'une heure pour l'oiseau, et d'une deux, trois et cinq heures et demie, pour les chiens.

Dans toutes les expériences, le résultat a été toujours le même : rien d'anormal ; tranquillité parfaite des animaux, qui, au milieu d'une atmosphère épaisse, chargée de vapeurs de fluorure de bore, se comportaient comme s'ils y étaient bien à leur aise.

Dans l'expérience faite sur le poulet, on a observé un fait qui mérite une mention spéciale : c'est qu'au moment de l'expérience cet oiseau était affecté de *conjonctivite épidémique*, et cependant un seul jour après celui de l'expérience, il se présentait complètement guéri de cette maladie, qui, dans le même poulailler, avait déjà attaqué d'autres volatiles de la même espèce.

Conclusions à déduire de ces expériences :

1° Le fluorure de bore est parfaitement supporté en inhalations, même à des doses très grandes et inhalé pendant longtemps ;

2° L'équivalent thérapeutique de ce gaz est très élevé, tellement élevé qu'il peut être administré, sans aucune crainte, à des doses plus que suffisantes pour des effets thérapeutiques.

On devait bien s'attendre à cette dernière conclusion, puisqu'on constate une inocuité analogue et avec l'acide fluorhydrique, dont on fait aujourd'hui une grande consommation, toujours impunément, et avec l'acide borique, que dans ces trois années dernières j'ai employé tant de fois en usage interne, toujours sans le moindre accident, en le dosant par décigrammes et même parfois par grammes, soit à l'état de biborate sodique, comme antidyspeptique alcalin-antiseptique, soit à l'état de sel calcique, dans les diarrhées infantiles, comme antiseptique-anexosmotique.

Après les fluorures de bore et de silicium, j'ai mis à l'étude un autre fluorure volatilisable par la chaleur, le *fluorure d'antimoine*, encouragé que j'étais par l'action antiputride très puissante de ce composé, par l'action décongestionnante pulmonaire des antimoniaux, et surtout par l'action antiphymatique que les cliniciens assignent depuis longtemps à l'antimoine et qui vient d'être confirmée pour l'émétique, par des expériences *in-vitro*, par M. Villemin.

Pour le moment, je n'ai fait que des essais physiologiques imparfaits sur moi-même, consistant à fumer des cigarettes en papier de soie préalablement trempé dans une dissolution de 1 gramme de *fleurs argentines* d'antimoine dans de l'acide fluorhydrique commercial dilué dans Q. S. d'eau pour faire 30 centimètres cubes, et haché menu, après avoir été bien séché à l'air, à la température ordinaire.

La fumée de ces cigarettes n'a pas l'action que je m'attendais à lui trouver. Elle n'est pas plus irritante que celle du tabac très faible, et peut être inhalée impunément pendant plusieurs minutes. J'ai fumé une fois deux de ces cigarettes et une autre fois trois de suite, pendant vingt-cinq minutes, trois heures après avoir pris le déjeuner, sans éprouver pour cela pendant tout ce temps, rien de plus que de la salivation et une légère lourdeur de tête : ni vomissement, ni faiblesse générale, ni même toux. Ce ne fut qu'une demi-heure après avoir fumé la troisième cigarette, que mon estomac commença de présenter une certaine disposition à se soulever, en m'empêchant de finir un repas que j'avais commencé à ce moment. Cette disposition, d'ailleurs, a été très passagère et n'a pas duré plus d'une demi-heure.

Tout cela, on le prévoit bien, est très favorable à l'emploi thérapeutique du fluorure d'antimoine par la voie pulmonaire, mais encore il faut savoir si cette substance peut oui ou non être introduite sans aucun danger dans les poumons, pendant un temps assez long et à des doses assez grandes pour qu'elle soit efficace dans le traitement de la tuberculose pulmonaire.

Seule, l'expérience peut le décider, et puisque cette expérience nous manque, il faut laisser de côté le fluorure d'antimoine dans le choix que nous avons à faire maintenant du composé fluoré à employer comme topique pulmonaire anti-tuberculeux.

C'est entre trois fluorures qu'on a à choisir présentement : le fluorure de bore, le fluorure de silicium et le fluorure d'hydrogène ou *acide fluorhydrique*, qui depuis quelque temps déjà a sa place dans la pneumiatrie.

Lequel des trois doit-on préférer ?

L'histoire de la découverte de l'action antiphymatique de l'acide fluorhydrique m'a fait regarder d'abord le fluorure de silicium comme plus précieux que le fluorure de bore ; mais bientôt certaines considérations théoriques m'ont induit, non pas à abandonner pour toujours le premier de ces fluorures, mais à commencer par le composé borique du même genre, mes recherches sur le fluor dans le traitement de la tuberculose. Ces considérations hypothétiques étaient que le fluorure de silicium s'étant décomposé au contact de l'eau atmosphérique en acide hydrofluosilicique et silice gélatineuse, cette dernière, plus encore que cet acide si irritant, deviendrait tôt ou tard très nuisible à l'organisme, soit en s'accumulant dans l'intérieur des bronches pour les obstruer, soit en pénétrant dans la circulation à l'état de silicate, pour aller aux reins et les incruster de silice, ainsi qu'il résulterait des expériences de M. Rabuteau (1) sur l'action physiologique des silicates alcalins.

En tout cas, si le gaz fluorure de silicium n'est pas au nombre des plus toxiques, il n'est pas non plus au nombre de ceux que les poumons tolèrent le mieux. En effet, ce ne fut sans grande peine qu'un chien de taille moyenne a été exposé une fois aux vapeurs de cette substance, dans une chambre bien spacieuse, pendant trois heures et demic. Au bout de ce temps, le pauvre animal, qui avait d'abord crié éperdûment, pendant deux heures sans cesse, était devenu complètement aphonique. Il présentait alors une toux fréquente avec une anxiété respiratoire pénible à voir.

Il est vrai que le jour suivant, l'animal s'était déjà remis de ses secousses, mais il n'en est pas

(1) RABUTEAU. Thérapeutique, 1884.

moins certain qu'il serait mort en peu de temps, si l'expérience avait été prolongée.

Cette action irritante du fluorure de silicium sur les voies respiratoires est sans doute un défaut très grave, pour un médicament qu'il s'agit de faire inhaler.

Il est dommage qu'il en soit ainsi, puisque les composés fluosiliciques sont des antibacillaires très puissants, selon les expériences de M. Villemin, qui a étudié l'influence de ces composés sur le développement du bacille de la tuberculose, in vitro. Voici les résultats publiés par M. Villemin (1) :

« *L'acide hydrofluosilicique* nous a donné des résultats remarquables. Quinze tubes à culture ont reçu des doses variables de ce produit. Jamais nous n'avons vu la moindre trace de développement.

« *Fluosilicate de potasse.* — Pour éviter à coup sûr de rendre le milieu acide, nous avons essayé un sel alcalin de fluosilicate de potasse. On sait qu'il exige 830 parties d'eau froide pour se dissoudre. Dans un milieu qui en est saturé, il n'y a pas de culture possible.

(1) P. Villemin. Et. expér. de l'action de quelques agents ch. sur le développement du bacille de la tuberculose *in* Etudes exp. et clin. sur la tuberculose. Paris, 1888.

« *Fluosilicate de fer.* — Ce sel, au contraire, est soluble, et quelles qu'aient été les proportions, il a donné le même résultat que le précédent ».

Le grand défaut du fluorure de silicium se rencontre aussi dans l'acide fluorhydrique. L'action antibacillaire du gaz fluorhydrique n'est pas contestable, mais l'intensité de cette action varie beaucoup selon les doses, et ce n'est qu'à certaines doses très élevées qu'elle devient assez considérable pour pouvoir être utilisée par les médecins.

« Plus l'acide est concentré et plus l'action antivirulente paraît manifeste », a dit M. Gilliard. C'est, en effet, ce qu'on voit dans les expériences de MM. Grancher, Chautard et Jaccoud, rapportées par M. Garcin.

Les deux premiers expérimentateurs font sur des lapins, aux oreilles, l'inoculation intraveineuse de cultures de bacilles tuberculeux préalablement soumises à un courant d'air fluorhydrique chargé à 40 p. 100, à 60 p. 100, à 80 p. 100 et enfin par de l'acide pur du commerce. Un lapin inoculé avec de la culture traversée par un courant d'air chargé de 40 p. 100 d'acide fluorhydrique meurt au bout de 26 jours. Un autre, inoculé avec de la culture traversée par un courant d'air chargé de 60 p. 100 d'acide fluorhydrique, meurt au bout de 27 jours. Un troisième, inoculé avec la culture traversée par un courant d'air chargé de 80 p. 100 d'acide fluorhydrique, meurt au bout de 40 jours. Un dernier lapin, inoculé avec de la culture traversée par un courant d'air chargé d'acide fluorhydrique pur n'est pas encore mort le 58ᵉ jour, quoiqu'il commence déjà à devenir tuberculeux.

M. Jaccoud est allé plus loin ; il est parvenu à tuer le bacille. Lorsque ce savant expérimentateur ne fait agir sur les crachats de phtisiques que des solutions de 10 p. 100, de 25 p. 100, de 50 p. 100 ou même 100 p. 100 d'acide fluorhydrique, il n'arrive pas à modifier suffisamment ces crachats pour les empêcher de déterminer la tuberculose chez le cobaye ; mais s'il les modifie par un courant d'air qui a traversé une couche d'acide fluorhydrique pur, il ne trouve à l'autopsie, trois mois et demi après, aucune trace de tuberculose chez les cobayes inoculés.

Ainsi donc, plus on élève la dose de l'acide fluorhydrique, plus on rend le microbe impuissant, mais ce ne sont que certaines doses, des doses très élevées, qui peuvent tuer ce microbe ou l'atténuer d'une façon notable.

Or, c'est là un obstacle invincible pour l'application topique de l'acide fluorhydrique dans la tuberculose pulmonaire, car les doses très élevées dont il s'agit ne peuvent pas être introduites impunément dans les poumons.

C'est l'air saturé, c'est-à-dire l'air qui a traversé l'acide fluorhydrique pur, qui est le seul efficace, dans les expériences que nous venons de rappeler. Eh bien ! Quiconque connaît l'acide fluorhydrique sait parfaitement que cet air saturé doit être excessivemennt irritant pour l'appareil respiratoire, et que jamais personne ne pourra l'inhaler sans le diluer préalablement avec de l'air pur. Pour le prouver expérimentalement, il suffit de l'expérience de V. Gilbert : « Nous nous sommes servi dans tout le cours de nos expériences de l'acide fluorhydrique du commerce au titre de 45 0/0, tout en variant les solutions. Nous avons expérimenté les solutions au 1|3, 1|2, 2|3 etc. et l'acide tel qui nous a été délivré par la fabrique. L'acide pur n'a pu être supporté par aucun de nos malades ».

Il y a des médecins, MM. Ampugnani et Sciolla (1) entre autres, qui supposent qu'un certain degré d'irritation de l'appareil respiratoire n'aura pas d'inconvénient pour le malade, tant qu'elle ne sera pas assez forte pour empêcher complètement l'inhalation. Etant convaincus avec M. Dujardin-Beaumetz que la différence d'efficacité de l'acide fluorhydrique dans les verreries et dans les hôpitaux n'est qu'une affaire de posologie, ces deux confrères italiens ont essayé de faire disparaître cette différence « en substituant à la cure lente de l'officine une cure *intensive* » dans l'hôpital. Pour ce faire, les auteurs, mettent dans

---

(1) AMPUGNANI et SCIOLLA. L'acido fluor. nella cura della tuberc. pulm. Lavori del Congresso della societa italiana de medicina interna, octobre 1888.

l’atmosphère que les malades ont à respirer « le maximum tolérable » d’acide fluorhydrique, dans la croyance qu’agir de cette façon « ce n’est que donner *intensivement* aux malades une quantité d’acide fluorhydrique égale à celle que l’ouvrier absorbe lentement dans la verrerie ».

Mais le « maximum tolérable » de MM. Ampugnani et Sciolla n’est pas une quantité d’acide fluorhydrique qu’on puisse inhaler sans inconvénient, comme celle des verreries, puisqu’elle exerce sur les muqueuses une action irritante excessivement forte, à laquelle les malades ne s’habituent pas complètement, ne pouvant jamais la subir sans avoir besoin de tousser. C’est ce qu’on déduit de la description qu’en donnent les auteurs. Or, il paraît tout à fait impossible qu’une irritation si énergique, en agissant tous les jours, pendant longtemps, sur des organes si susceptibles comme les poumons des tuberculeux, ne soit pas une action nuisible, assez nuisible, peut-être, pour contrebalancer l’action bienfaisante de toute médication, en l’empêchant plus ou moins de produire ses effets.

Ce n’est pas tout. Il reste encore à savoir si le *maximum tolérable* d’acide fluorhydrique est aussi le *maximum efficace* de l’élément actif de ce médicament, c’est-à-dire du fluor. Quant à moi, je ne le crois pas. Je pense au contraire, qu’au moyen d’un dosage convenable, on parviendra à obtenir du fluor des effets thérapeutiques supérieurs à ceux que les plus grandes doses d'acide fluorhydrique ont pu déterminer, et qu'en conséquence, il y aura lieu de chercher un moyen de faire inhaler une quantité de fluor plus grande que celle qu'on peut inhaler sous forme d'acide fluorhydrique.

Ce moyen, c'est, à mon avis, l'inhalation du *fluorure de bore*. C'est celui-ci le *fluorure inhalable* que nous cherchons pour le traitement topique de la tuberculose pulmonaire.

Les conditions exigées des médicaments pour ce traitement sont les suivantes :

1° Que l'agent médicamenteux soit *gazeux* ;

2° Qu'il soit tolérable par les poumons à toute dose (thérapeutique, bien entendu) ;

3° Qu'il puisse être administré sans danger à des doses assez grandes pour inonder les poumons complètement, c'est-à-dire pour que le médicament soit à dose active sur la surface pulmonaire tout entière, pendant tout le temps de chaque séance d'inhalation ;

4° Finalement que le médicament puisse être inhalé pendant longtemps, pendant des mois ou même des années, sans jamais devenir toxique.

Eh bien ! le fluorure de bore remplit toutes ces conditions. Effectivement, il est inhalable, c'est-à-dire gazeux et très bien toléré par les poumons à toutes doses ; il offre un équivalent thérapeutique fort élevé, et enfin il ne produit pas des effets *d'accumulation* ni de *dose*, ni *d'action*, du moins habituellement.

Le fluorure de bore est, en peu de mots, un médicament *inhalable en grande quantité et pendant longtemps* : il est donc le topique pulmonaire par excellence, parmi les composés fluorés que nous avons étudiés comparativement.

J'ajouterai, pour finir, qu'il est un composé très riche en fluor et que ce fluor y est aussi actif, comme antituberculeux, qu'il l'est dans l'acide fluorhydrique.

La véracité de toutes ces assertions, les faits qui vont suivre le démontreront encore mieux que les expériences physiologiques que j'ai rapportées en commençant.

CHAPITRE III

ESSAIS THÉRAPEUTIQUES.

Action antiphymatique du fluorure de bore. — Preuves
expérimentales. — Preuves cliniques.

Une fois assuré de l'innocuité du fluorure de
bore à hautes doses, innocuité dont j'ai eu bien
des preuves sur moi-même, en séjournant plus
d'une fois pendant longtemps dans la salle d'inhalation de ce gaz, sans en avoir éprouvé jamais
le moindre accident ; une fois bien rassuré sur
ce point, j'ai commencé hardiment à faire inhaler ce fluore à des malades de ma clinique particulière.

Je n'ai pu l'essayer, jusqu'à présent, que dans
des cas de coqueluche, d'asthme et de tuberculose
pulmonaire.

Les résultats ont été toujours encourageants.

Quatre petites malades de coqueluche, âgées
de quatre mois, d'un an, de trois et de quatre
ans, ont été soumises aux inhalations du fluorure
de bore, trois à cinq fois par jour, pendant une
à deux heures chaque fois. La maladie disparut
ou diminua considérablement, dans le court délai
de quatre jours, chez trois de ces malades. Chez

la quatrième il semblait que la maladie eût avorté, mais il survint une rechute trois ou quatre jours après la cessation des inhalations.

Une dizaine d'autres malades de coqueluche ont subi le même traitement que les précédents, mais d'une façon très irrégulière ; aussi les résultats observés sont-ils contradictoires et ne permettent aucune conclusion.

Un malade d'asthme bronchial s'est soumis à l'inhalation du fluorure de bore pendant deux heures ; l'attaque diminua sensiblement, en permettant au malade de parler avec beaucoup moins de difficulté.

Quant aux cas de tuberculose, ils sont plus nombreux et ils ont été mieux observés que les précédents. C'est spécialement sur eux que je désire attirer l'attention ici ; mais avant de les rapporter, je ferai connaître quelques résultats non moins intéressants que j'ai obtenus d'expériences faites sur des cobayes avec le médicament dont il s'agit.

Ces expériences ont été commencées le 26 septembre 1888 et ont porté sur 22 cobayes.

Dans une grande cage en bois *A*, on a mis ce jour-là 18 cobayes, dont 12 avaient été préalablement inoculés à l'aine droite avec 1/3 de seringue de muco-pus provenant de crachats numulaires, légèrement dilué dans la petite quantité d'eau suffisante pour le fluidifier un peu.

Dans une autre cage en bois *B* de mêmes dimensions que *A*, on a laissé quatre cobayes, dont deux inoculés comme les précédents.

Tous ces cobayes ont toujours eu la même alimentation, abondante, variée, fréquemment renouvelée. La seule différence dans leur traitement c'est que ceux de la cage *A* ont été soumis aux inhalations de fluorure de bore tous les jours, pendant huit à douze heures par jour, tandis que ceux de *B* ont été laissés au grand air, sous un hangar. Ces inhalations ont été faites d'ordinaire en deux séances, l'une le matin et l'autre le soir, séparées par un intervalle de quelques heures, pendant lesquelles les animaux étaient exposés au soleil, au grand air. La chambre à inhalation était très spacieuse et garnie de vitres, qui l'éclairaient assez. Le gaz a toujours été obtenu par le chauffement de l'acide borique imprégné d'une dissolution du même acide dans de l'acide fluorhydrique, selon le procédé que nous exposerons dans le chapitre consacré à la technique.

Les inhalations ont été faites pendant quatre-vingt-sept jours de suite, c'est-à-dire du 26 septembre (trois heures seulement d'inhalation) au 22 décembre exclusivement.

Du 26 au 27 septembre, sept cobayes de la cage *A* (cinq inoculés et deux non inoculés) sont morts, en sorte qu'au 27 il n'y avait dans *A* que onze cobayes, sept inoculés et quatre non inoculés.

Du 27 septembre au 22 décembre les cobayes succombent aux époques suivantes :

Dans la cage *A* :

5 octobre. Un cobaye *inoculé*. Autopsie, rien dans les viscères.

15 novembre. Un *inoculé*. Autopsie : foie tuberculeux. A l'endroit de la piqûre, deux petites tumeurs avec un peu de matière caséeuse au centre. Poumons sains.

Le 21. Un *inoculé*. Foie un peu tuberculeux. Petite tumeur cicatricielle, fibreuse, à l'aine, sans matière caséeuse. Poumons sains.

Le 24. Un *inoculé*. Foie presque sans tubercules. Cicatrisation *complète* du foyer caséeux produit par l'injection. Poumons sains.

6 décembre. Un *inoculé*. Foie volumineux avec quelques tubercules. Poumons sains.

Le 13. Un *non inoculé*. Complètement sain, macroscopiquement.

Le 15. Un *non inoculé*. Complètement sain au thorax et à l'abdomen.

Le 17. Un *inoculé*. Autopsie : tuberculose commençante peu étendue, au foie. Petite tumeur cicatricielle au lieu de l'abcès caséeux causé par l'injection. Ponmons sains.

Le 22. Un *inoculé*. Mort par saignée. Autopsie : foie à peine tuberculeux. Poumons complètement sains. A l'aine, tumeur fibreuse avec un très petit foyer caséeux au centre.

Restent deux cobayes non inoculés, qui se portent parfaitement bien, malgré l'énorme quantité de fluorure de bore qu'ils ont dû inhaler pendant 87 jours consécutifs.

Dans la cage *B*.

13 décembre. Un cobaye *inoculé*. Autopsie : grands foyers caséeux à l'aine droite. Épanchement ascitique très abondant, fluide citrin. Foie énorme entièrement tuberculeux. Poumons lourds, criblés de haut en bas de masses jaunes, tuberculeuses.

Le 19. Un *inoculé*. Petites granulations, très rares, aux poumons. Tuberculose fort étendue et avancée des autres viscères, surtout du foie, qui présente d'innombrables masses caséeuses. A l'endroit de l'injection, grand foyer caséeux.

Le 22 restent deux cobayes non inoculés, qui se portent très bien.

Résumé : 1° Deux tuberculoses abdominales fort avancées sur deux cobayes inoculés, et six tuberculoses abdominales légères sur six cobayes inoculés et ensuite traités par le fluorure de bore : Nous laissons de côté le cobaye mort le 5 octobre qui n'a été traité que pendant dix jours ;

2° Deux tuberculoses pulmonaires (une très légère et une très grave) sur deux cobayes inoculés; et pas une seule tuberculose pulmonaire sur six cobayes inoculés et soumis aux inhalations de fluorure de bore.

Conclusions : 1º Le fluorure de bore, introduit dans l'organisme, y entrave le développement de la tuberculose généralisée ;

2º Introduit dans les poumons, il empêche complètement la localisation de la tuberculose sur ces organes, pour lesquels cette maladie a tant de prédilection.

Je dois faire ici une remarque : c'est que, pour bien apprécier les résultats de ces expériences, il faut ne pas oublier de tenir compte du procédé par lequel les cobayes ont été tuberculisés. « La date de l'éruption tuberculeuse dans les viscères, dit M. Jeannel (1), doit varier suivant le mode d'inoculation choisi, ou suivant la dose du virus inoculé. A dose égale de virus, l'éruption tuberculeuse dans les viscères est en effet plus précoce lorsque l'inoculation est faite dans le péritoine que lorsqu'elle est faite sous la peau. D'autre part, pour ne parler que de l'inoculation hypodermique, on sait fort bien que suivant que l'on emploie soit l'inoculation par injection hypodermique d'un virus liquide, soit l'inoculation par insertion sous-cutanée d'un fragment de poumon tuberculeux, soit enfin l'inoculation par simple piqûre avec une lancette chargée de quelques gouttes de virus liquide, on obtient une tuberculose dont l'évolution est de moins en moins rapide ».

(1) M. JEANNEL. Nouvelles recherches expér. sur la tuberculose et sa curabilité. In *Etudes exp. et clin. sur la tuberculose*, 1887. Paris.

Il est donc bien probable que les résultats des expériences ci-dessus auraient été des succès *complets*, c'est-à-dire qu'il n'y aurait pas eu de tubercules dans aucun des viscères des cobayes tuberculisés, si on leur avait donné une maladie à évolution plus lente. Dans ce cas, le médicament aurait eu le temps de modifier plus profondément et partant plus efficacement le terrain des cobayes inoculés.

Cependant la rapidité d'évolution imprimée à la maladie dans nos expériences a eu un avantage : c'est que l'éruption tuberculeuse a pu se montrer en peu de temps dans les poumons des cobayes *inoculés*, en les faisant ainsi contraster avec ceux des cobayes *inoculés et fluoborés*.

Voyons maintenant les preuves cliniques de l'action antiphymatique du fluorure de bore.

Je ne donnerai que les observations résumées de ceux de mes malades qui se sont vraiment traités par le fluorure de bore, en ayant inhalé des quantités capables de modifier sensiblement l'économie. Outre ceux-ci, d'autres malades ont pris quelques inhalations de fluorure de bore, mais ils ne se sont point traités convenablement par ce moyen ; aussi je n'en parle ici que pour dire qu'à l'exception de celle d'une phtisique dont je reparlerai plus tard, les observations relatives à ces malades constituent autant de preuves de la tolérance des poumons pour le fluorure de bore.

Observation III.

Eol..., couturière, 26 ans, mariée. Cinq fils, tous morts déjà : le 1er, mort-né à terme ; le 2e et le 3e, mort-nés de sept mois ; le 4e, né à terme, mort deux jours après la naissance ; le 5e, de neuf mois, mort peu après sa 2e année, de méningite tuberculeuse.

Père et 2 frères morts de tuberculose pulmonaire.

La maladie aurait commencé, au dire de la malade, il y a sept mois seulement, par un rhume suivi de petites hémoptysies, avec fièvre, sueurs et diarrhée.

5 novembre 1888. — Amaigrissement considérable, anémie très intense. Anorexie absolue. Vomissements avec lypothimies. Toux assez forte pour produire des vomissements alimentaires. Diarrhée. Hémoptysies. Fièvre. Fusion tuberculeuse bien avancée, avec excavations, à gauche, moins étendue à droite. Aujourd'hui, crachats bruns, hémato-purulents. Prescription : pilules avec du trisulfure d'antimoine, dont la malade ne s'est presque pas servie ; fluorure de calcium avec du phosphate monocalcique ; inhalations de fluorure de bore.

Le 8. — Ménorrhagie. La malade n'a pas encore commencé ses inhalations. Elle a quitté le centre de la ville pour le faubourg de Cascadura, où des amis lui ont offert une petite chambre, un peu plus hygiénique que celle qu'elle occupait jusqu'alors.

Le 21. — La malade a déjà fait quelques inhalations 2 fois par jour, mais très faibles et pendant seulement une demi-heure chaque fois. Fièvre (39°,0 à l'axille) ;

hier et avant-hier, quelque peu de diarrhée, qui n'existe
plus aujourd'hui. L'appétit tend à reparaître, mais la
malade craint de manger les mets communs qu'on
lui apporte, « parce qu'alors, dit-elle, elle ne suivrait
aucune diète, et cependant une diète rigoureuse lui
devrait être imposée ». Malgré tout, la malade a mangé
dernièrement beaucoup plus qu'avant de prendre du
fluorure de bore ; aussi elle est aujourd'hui un peu
plus forte qu'autrefois. Elle se maintient déjà debout
assez longtemps pour pouvoir rester désalitée pendant
une journée entière et même pour faire des petites
promenades au-dehors de la maison. Prescription :
outre le fluorure de bore, vin créosoté et glycériné ;
fluorure de calcium, iodoforme, phosphate bicalcique ;
trisulfure d'antimoine (doses très petites mais fréquentes).

Le 25. — La malade est étonnée de ne presque plus
tousser depuis qu'elle fait ses inhalations régulièrement
pendant deux heures, au moins, par jour.

9 Décembre. — Mieux très notable, quoique la malade
n'ait pas encore fait irréprochablement ses inhalations,
et qu'elle conserve la crainte de vivre au grand air et
de s'alimenter comme on lui conseille. Pas de fièvre,
pas d'anorexie, presque pas de toux. Diminution extraordinaire de l'expectoration et des râles pulmonaires
humides. Nuits très bonnes, comme la malade ne les
avait pas depuis longtemps. N'a plus de sueurs qu'a-
près l'ingestion de la créosote, dont du reste la malade
n'a presque pas usé, ne pouvant pas tolérer ce médicament, qui lui donnait une sensation de chaleur
intense, d'abord à l'intérieur et ensuite à la surface du

corps, suivie immédiatement de faiblesse et de sudation générale pendant quelques moments. La créosote était d'origine végétale et elle était donnée à la dose de 1 gramme par jour, en trois prises, dissoute dans du vin glycériné (10 de créosote pour 900 de vin) et dilué dans du lait.

Le 16. — La malade a cessé de prendre tout médicacament depuis une semaine. Rechute rapide. Mort dans la misère.

Observation IV.

M. F., 20 ans environ. Première consultation le 30 décembre 1888. En octobre 1887, 1er fils mort-né, à terme. Peu après, 2e fils, né tuberculeux, il y a trois mois. Entre la première et la deuxième grossesse, manifestations tuberculeuses méconnues. Au vingtième jour puerpéral, explosion de la fièvre tuberculeuse actuelle. Aujourd'hui, 30 décembre, 39°6 à l'axille. Anémie profonde ; œdème des pieds. Fusion tuberculeuse en commencement, des deux côtés, plus étendue à gauche. Outre la médication usuelle (créosote), inhalations de BFl^3, et à l'intérieur, CaFl^2. Alimentation commune. Suspension de l'allaitement ordonnée, mais pas complètement faite.

13 janvier : Pas de fièvre, pas d'œdème ; presque pas de toux et d'expectoration. Beaucoup d'appétit. L'enfant lui-même a subi les inhalations avec la mère ; aussi est-il maintenant sans diarrhée, presque sans toux et beaucoup moins maigre, en tétant avidement une amie de sa mère.

Observation V.

A. B., professeur municipal, 25 ans environ, mariée. Oncles tuberculeux. — 10 février 1889 : Éruption tuberculeuse à droite, avec commencement de fusion à gauche. Fièvre, hémoptysies, anorexie, un peu de diarrhée, sueurs générales extraordinairement abondantes, pendant le jour aussi bien que pendant la nuit. Les inhalations de BFl³ ont été commencées le 27 février, date jusqu'à laquelle la malade avait pris 1 gr. par jour de créosote végétale, presque inutilement et avec une répugnance très grande. Une semaine après, quoique la malade, d'ailleurs très intelligente, n'eusse pas encore bien saisi l'importance thérapeutique du séjour au grand air et de la suralimentation, le mieux s'était déjà déclaré bien franchement. Les dernières nouvelles que j'ai de cette malade datent du 26 mars, l'avant-veille de mon départ de Rio. Son mieux progressait sensiblement, au dire de son mari, qui se montrait assez confiant sur le traitement fluoré pour le faire continuer pendant mon absence, sous les yeux de notre savant confrère le professeur Benicio de Abreu.

Jusque dans les cas les plus graves, avec les lésions les plus étendues et avancées, le fluorure de bore produit des effets salutaires évidents, aussi accentués que rapides à se montrer, même sans le secours de l'hygiène. C'est ce qui est arrivé dans le cas suivant, où la maladie a eu pour complices, encore une fois, l'ignorance et la pauvreté extrêmes.

OBSERVATION VI.

F. C., charpentier, 40 ans environ. Habitudes alcooliques. Le 15 septembre 1888 : fièvre 39°,3. Sueurs profuses, amaigrissement et faiblesse considérables ; anorexie, diarrhée ; toux avec expectoration mucopurulente abondante, quelquefois suivie de vomissements. A gauche, ulcération tuberculeuse au sommet du poumon et pleurésie avec épanchement ; à droite, excavations de haut en bas. Le 19, commencent les inhalations de fluorure de bore, que le malade ne prend qu'à petites doses pendant les premiers jours. Le 1er octobre, le mieux est déjà sensible, surtout du côté des sueurs, des forces générales, de l'appétit, de la dyspnée et de la toux, qui n'apparaît presque forte que pendant la nuit et surtout au grand matin. Température 39°,5. Le 14 octobre, le mieux s'accentue, surtout du côté de l'appétit, de la sudation et de l'expectoration, qui existe à peine. Pas de fièvre. Presque pas de dyspnée. Résorption presque complète de l'épanchement, qui cependant le 11 et le 12 s'était augmenté un peu, en faisant une saillie très grande à gauche. Et ce, malgré l'irrégularité avec laquelle étaient faites les inhalations, et aussi malgré les mauvaises conditions hygiéniques du malade. Rechute et mort immédiatement après l'abandon des inhalations.

Observation VII.

J'arrive maintenant à la plus intéressante des observations. Il s'agit d'une tuberculeuse de l'âge de 21 ans, dont la maladie commença le 9 août 1887, par de petites hémoptysies avec de la fièvre. Parents divers tuberculeux.

Jusqu'au 25 octobre, traitement sans aucun résultat par le regretté Torres Homem, un savant médecin. Fièvre, expectoration parfois sanguine, amaigrissement (45 kilogrammes). Du 25 octobre 1887 à la fin juin 1888, fluorure de calcium, pendant quelques semaines; créosote. Suralimentation très bien faite; séjour au grand air. Résultat pas mauvais : 63 kilos au 24 juin. Cependant le mal progressait localement : crachats avec des stries larges de muco-pus, teints de sang aux époques menstruelles; toux de plus en plus fréquente.

6 juillet 1889. — Fusion tuberculeuse en commencement, au sommet gauche. Prescription : inhalation de fluorure de bore, 2 fois par jour, pendant deux heures chaque. La même hygiène que jusqu'alors *et rien de plus*. Résultats : mieux rapide très considérable, surprenant. Diminution croissante de la toux et de l'expectoration; menstruation normale le 9 juillet *sans crachement de sang pour la première fois*.

Le 24 juillet, la malade se porte très bien. Expectoration presque nulle. La malade a dû attendre la nuit pour mieux pouvoir provoquer la toux et obtenir quelque catarrhe pour l'examen bactériologique. Bacillus de Koch dans un crachat du 22. Disparition des râles cavernuleux constatés le 6 juillet. Râles secs, sonores ; bulles moyennes rares, en une étendue beaucoup moindre qu'avant les inhalations.

Le 9 août : Deuxième menstruation sans raptus hémorrhagique pour le poumon. Suspension du traitement jusqu'au 26 du même mois. Conséquence : rechute immédiate, qui disparaît merveilleusement par la reprise des inhalations le 26.

Deuxième suspension du traitement du 3 août au 18 septembre. Conséquence : menace de deuxième rechute, c'est-à-dire un peu de toux, le 16 et le 17, pendant la nuit. Reprise des inhalations de BFl³ le 18 septembre, jusqu'au 9 novembre. Résultat : disparition prompte et rapide de la toux.

Le 9 décembre, santé parfaite, en apparence, jusqu'alors. Au commencement de la menstruation, quelques crachats blancs avec du sang en stries. Prescription ; un purgatif léger. aux époques menstruelles. Reprise des inhalations fluoboriques.

22 février 1889. — Santé parfaite. Cependant l'examen bactérioscopique d'un crachat y démontre encore la présence d'un très petit nombre de bacilles, dont on ne compte que trois à cinq à la fois, dans le champ du microscope. A cette époque, les inhalations étaient suspendues il y avait déjà quelques semaines. J'ai conseillé alors de les reprendre et de ne plus les interrompre jusqu'à nouvel ordre, dicté par un autre examen de l'expectoration. Les dernières nouvelles que j'ai de cette malade portent la date du 17 juillet 1889 : ce qu'elles disent c'est que la santé de la malade est

excellente, mais que nonobstant les inhalations continuent à être faites.

Cette observation démontre non seulement l'efficacité, mais aussi l'innocuité du BFl[3], puisqu'il s'agit d'une malade qui a inhalé des quantités considérables de fluorure de bore, pendant un an, du 6 juillet 1888 au 17 juillet 1889, sans jamais avoir présenté le moindre signe d'intolérance. En effet, le fluorure de bore est doué de cette grande qualité, si rare dans les médicaments non alimentaires, de n'être toxique qu'à des doses ultra-thérapeutiques, inusitées, et d'être toléré, en général très facilement.

Pour le moment, je n'ai vu qu'un seul malade ne le pouvant pas supporter : ce fut une jeune dame qui succombait à une pneumonie caséeuse d'environ trois mois, fort avancée déjà dans ses effets d'excavation. Cette malade *craignail* de se voir manquer de l'air, en se trouvant dans une salle pleine de fumée épaisse, comme celle du fluorure de bore.

Après les expériences et les observations que je viens de rapporter, je n'ai qu'a répéter ce que j'ai affirmé, il y a très peu de temps, au Congrès international de thérapeutique : parmi les médicaments que j'ai vu administrer jusqu'à ce jour contre la tuberculose pulmonaire, le plus efficace et le moins offensif, en d'autres termes *le plus précieux*, c'est le fluorure de bore, administré en inhalations.

CHAPITRE IV

THÉRAPOGÉNIE

Agents thérapeutiques des inhalations fluoboriques. —
L'acide borique. — L'acide borofluorhydrique. —
Indications du fluorure de bore. — Traitement
pharmaceutique supplémentaire. — Traitement hygiénique indispensable, déduit de la pathogénie des
affections non vaccinantes.

De quelle façon le fluorure de bore agit-il contre
la maladie tuberculeuse ? Quelle est la genèse de
ses effets thérapeutiques sur les victimes de cette
maladie ?

C'est une question qu'on ne peut aborder sans
posséder la solution de cette autre, plus facile,
savoir : l'état dans lequel le fluorure de bore réa-
git sur l'organisme.

Ce n'est qu'à l'état d'acide fluoxyborique plus
ou moins dilué, je pense, que ce fluorure est introduit dans les poumons par inhalation. Il
n'agit pas comme fluorure de bore isolé et intact,
mais comme un mélange de ce fluorure avec les
produits de sa décomposition partielle par l'eau,
c'est-à-dire avec les acides borique et fluorhydrique.

Il est évident, en effet, que le gaz fluorure de

bore ne se présente à la surface pulmonaire qu'a-
près avoir été décomposé par l'eau atmosphérique
en acides borique et hydrofluoborique :

$$8BFl^3 + 6H^2O = 6BFl^3, HFl + 2H^3O^3$$

car, une fois dans l'air, ce gaz y donne naissance
à de l'acide borique, qui s'y montre sous la forme
d'un nuage plus ou moins épais, et qui, dans les
salles d'inhalation, couvre les objets sur lesquels
il tombe, d'une couche de poussière blanche,
facilement reconnaissable.

Ces notions chimiques étant établies, le pro-
blème de l'action biologique du fluorure de bore
devient moins obscur, puisqu'elles montrent que
cette action ne peut être que celle de deux matières déjà quelque peu connues, l'*acide borique* et
l'*acide hydrofluoborique*.

L'acide borique vient d'être étudié au point de
vue qui nous occupe, par M. le D\u1D63 E. Schoull (1),
dans une intéressante note présentée au Congrès
pour l'étude de la tuberculose, l'année dernière.
C'est surtout dans cette note que nous puiserons
les matériaux pour l'étude rapide que nous avons
à faire ici de l'action physiologique et thérapeutique de l'acide borique.

En premier lieu, la démonstration de l'innocuité du médicament.

(1) D\u1D63 E. SCHOULL. — Du traitement de la tuberculose
pulmonaire, en particulier, par l'acide borique; *in*
Congrès pour l'étude de la tuberculose. Paris, 1889.

Pratiquement, avec M. Schoull et d'autres auteurs, on peut dénier à l'acide borique toute action toxique sur l'organisme humain. Il semble qu'il faudrait des quantités énormes de cet acide pour provoquer chez l'homme des accidents d'intoxication. Les cas d'empoisonnement par l'acide borique sont, en effet, excessivement rares, et cependant on sait que depuis longtemps on fait une grande consommation de cet acide pour la conservation des substances alimentaires.

Cette innocuité a été constatée par nombre d'observateurs, tels que Rabuteau, Cyon, Gavarret, Wurtz, Artimini, cités par M. Schoull.

M. Artimini, de Florence, après quinze années de recherches, est arrivé à cette conclusion que l'acide borique est antiseptique à la dose de 2 p. 100 et parasiticide à 4 p. 100, mais que chez les êtres supérieurs, il ne présente pas la moindre innocuité. Il a lui-même, pendant des mois entiers, ingéré, par jour, 3 à 4 grammes d'acide borique, sans en éprouver le moindre préjudice.

M. Schoull, lui aussi, a fait des expériences sur ce sujet. A un lapin pesant 1 kil. 730 l'auteur a fait prendre, chaque matin, en une seule dose, 2 gr. 70 d'acide borique en solution dans l'eau. A un deuxième lapin, pesant 1 kil. 670, il a donné quotidiennement 2 gr. 50 d'acide borique, mais en deux fois (matin et soir), pour voir si la dose administrée en bloc avait une action plus nuisible. Eh bien, les deux lapins n'ont pas éprouvé le moindre malaise de cette ingestion d'acide borique. Au bout de dix jours, le premier lapin avait augmenté de 180 grammes (1 kil. 930) ; le deuxième, de 250 grammes (1 kil. 920). Au bout de trois semaines, ce dernier avait encore augmenté de poids, d'une façon sensible, et il pesait 2 kil. 100 ; le poids du premier lapin, au contraire, avait diminué (1 kil. 830), tout en étant encore supérieur au poids primitif. Cet amaigrissement n'était pas imputable à l'acide borique, mais bien à une maladie d'oreilles (eczéma) que l'animal avait contractée. L'autopsie a montré, en effet, chez les animaux sacrifiés, une intégrité absolue de tous les organes.

Des expériences analogues ont été faites sur le cobaye par M. Gaucher. La dose quotidienne de 50 centigrammes, dans ces expériences, a amené au bout de onze jours, la mort d'un cobaye pesant 300 grammes, et au bout de quatorze jours, celle d'un deuxième cobaye pesant 330 grammes ; mais il faut remarquer, avec l'expérimentateur, que 50 *centigrammes* donnés quotidiennement, pendant quatorze jours, est une dose considérable pour des animaux d'un poids aussi faible que celui des cobayes. L'intoxication n'ayant été causée que par des doses *énormes*, il est permis de croire qu'elle n'est pas possible avec des doses encore *fortes*, quoique inférieures à la dose toxique ou, en d'autres termes, que l'acide borique a un équivalent thérapeutique des plus élevés. C'est ce

qu'on déduit en effet, de mes expériences dans
lesquelles on voit que les mêmes petits animaux
sur lesquels ont porté les expériences de M. Gaucher, — les cobayes — ont absorbé impunément
pendant presque trois mois, des doses quoti-
diennes d'acide borique qui ne doivent pas être
de beaucoup inférieures à celle administrée par
M. Gaucher.

Mais ce que nous avons à remarquer dans l'acide
borique, ce n'est pas seulement cette grandeur
de son équivalent thérapeutique, qui lui permet
d'être absorbé et mis en circulation à des doses
mesurées par *grammes*, chez l'homme, sans en-
traver aucunement le fonctionnement de l'organisme sain. Il y a une autre particularité à noter
ici : c'est la tolérance extraordinaire de l'appareil
respiratoire pour le médicament dont il s'agit ;
tolérance qui nous permet de le faire pénétrer
dans les poumons, jusqu'aux dernières ramifica-
tions bronchiques, par un procédé opératoire des
plus faciles, et en même temps des plus sûrs, par
le procédé de l'inhalation.

Cette tolérance a été constatée par M. Schoull,
qui a employé l'acide borique dans le traitement
de la tuberculose pulmonaire sous forme de *pulvérisations* d'eau chargée d'acide borique à chaud.
« J'ai eu recours à l'acide borique, dit l'auteur,
en raison de ses propriétés très actives, de son
innocuité absolue, de son emploi très facile et
fort bien supporté en général par les malades.....

Avec les pulvérisations d'une solution boriquée
à 15 p. 100, il pénètre en moyenne par jour
1 gr. 60 d'acide borique dans les voies aériennes et
2 gr. 80 dans le tube digestif. La proportion est
notable sans doute. Eh bien, je dois dire que je
n'ai jamais observé, chez les malades soumis
aux pulvérisations d'acide borique, aucun accident pouvant être rapporté à l'usage de cet agent.
Je me suis, du reste, soumis moi-même assez
longtemps aux pulvérisations boriquées, sans en
éprouver le plus léger inconvénient. »

MM. Truc et Lépine, selon M. A. Riva (1), ne
se sont pas contentés de faire inhaler des solutions boriquées ; ils sont allés plus loin, en mettant en pratique le procédé des injections intra-
pulmonaires. Ils ont injecté dans les poumons,
en expérimentant sur des animaux, des solutions
diverses d'acide borique et d'autres médicaments,
tels que l'alcool, la créosote, le perchlorure de
mercure. Eh bien, les résultats observés ont été
ceux-ci : les derniers médicaments cités ont tous
produit une inflammation plus ou moins étendue ;
seul, l'acide borique a fait exception, n'ayant eu,
en apparence, aucune action irritante. Maintenant, quant à l'action antiphymatique de l'acide
borique, je dois dire qu'il n'est pas encore prouvé
que cette action soit assez considérable pour
qu'un médecin avisé puisse compter sur elle

(1) A. Riva.—Sulla cura della tuberculosi polmonare ;
in Congresso di medicina interna. Roma, ottobre 1888.

seule pour la guérison de ses tuberculeux ; mais, qu'en tout cas, il est déjà bien prouvé que l'acide borique n'est pas tout à fait impuissant contre la maladie tuberculeuse.

« L'acide borique, dit M. Schoull, ne détruit pas le bacille, et, inhalé dans des solutions pulvérisées, ne pénètre que dans les premières voies aériennes : il est donc incapable, à lui seul, de guérir la tuberculose pulmonaire ; mais il peut, je crois, contribuer, pour sa large part, à cette guérison. S'il ne détruit pas le bacille, il en arrête le développement d'une façon notable ; par son action générale et locale, il modifie favorablement l'irritation des voies aériennes ; il enraie la marche de l'affection, et permet au malade de reprendre des forces, de voir, par une bonne hygiène et une thérapeutique bien dirigée, son état général s'améliorer suffisamment pour présenter un terrain plus résistant aux ravages du microbe. En pénétrant dans le tube aérien, l'acide borique agit de deux façons : comme topique local, il a bientôt pour effet de modifier favorablement l'inflammation de la muqueuse sur laquelle il se dépose. C'est par ce fait surtout, je crois, qu'il diminue la toux, l'oppression, les sécrétions muqueuses. Par son action éminemment antifermentescible, il modifie les produits de l'irritation, arrête la colonisation des bacilles, entrave le développement ou détruit même complètement les microzoaires de toute espèce, qui,

comme l'a fait justement remarquer M. P. Villemin, contribuent pour leur large part à augmen-
ter l'action destructive des bacilles tuberculeux. »

Outre les preuves innombrables de l'action fermenticide générale de l'acide borique, laquelle
est universellement connue, l'opinion que nous
venons de rapporter a de son côté les expériences
de MM. Villemin (1) et Constantin Paul (2), lesquelles démontrent que l'acide borique est une
des substances qui entravent le plus notablement
les cultures du bacille de la tuberculose.

Même administré à l'intérieur, selon M. Gaucher, l'acide borique exerce une action réelle et
favorable sur la marche de la tuberculose.

Moi aussi, j'ai quelquefois administré l'acide
borique à l'intérieur à des tuberculeux, mais à
l'état de borate calcique et seulement pour agir
contre le symptôme *diarrhée*. J'avoue qu'avec ce
traitement je n'ai jamais obtenu qu'une suspension temporaire du flux intestinal, mais je dois
faire remarquer que mes observations cliniques
ne sont pas tout à fait probantes contre l'acide
borique ; ceci pour trois motifs : il s'agit d'un
borate, et non de l'acide libre ; le borate calcique
à dose antidiarrhéique n'est absorbé qu'en partie
et conséquemment en quantité insuffisante, peut-
être, pour agir avec énergie contre le bacille ;

(1) P. Villemin. — *Loco citato*.
(2) Constantin Paul.

enfin l'usage de ce borate était suspendu aussitôt que disparaissait la diarrhée qui le faisait indiquer.

Le deuxième produit de la décomposition du fluorure de bore par l'eau, l'acide hydrofluoborique, est beaucoup moins connu que l'acide borique.

Ainsi, en fait d'expérimentation biologique, nous n'avons à citer, par rapport à cet acide hydrofluoborique, que l'expérience de M. Villemin dans laquelle on voit qu'à l'*état de fluoborate de soude* il ne retarde que très peu la culture du bacille tuberculeux *in vitro*.

Nous avons cependant une notion qui permet de faire bien des conjectures, plus ou moins probables, sur l'action biologique de l'acide hydrofluoborique : c'est celle de la composition chimique ou mieux de la formule rationnelle de cet acide.

La formule BFl^3, HFl nous montre que l'acide hydrofluoborique n'est qu'un fluorure double de bore et d'hydrogène. Or, le fluorure d'hydrogène n'est autre chose que l'*acide fluorhydrique*, cet anti-tuberculeux puissant dont nous connaissons déjà la valeur.

Il n'y a qu'une différence entre l'acide fluorhydrique isolé et celui qui est associé au fluorure de bore : c'est que le premier a des propriétés irritantes qui le rendent intolérable pour les poumons, tandis que le deuxième est tellement *mitigé* que les poumons le tolèrent autant qu'il leur est possible de tolérer les corps étrangers *inertes*, si ce n'est encore mieux.

Le mécanisme de cette mitigation, je ne sais pas l'expliquer. Cependant je ne vois que deux causes auxquelles il serait possible de la rapporter : l'une, c'est l'association de la molécule de l'acide fluorhydrique à une autre molécule, — à celle du fluorure de bore BFl^3, qui pourrait agir en atténuant quelques affinités de son associée ; l'autre, c'est la présence de l'acide borique dans la même eau, où l'acide hydrofluoborique doit, lui aussi, être dissous, soit dans l'atmosphère, soit dans le poumon, à l'occasion de la seconde composition du fluorure de bore. Ce serait alors cet acide borique, qui, dans les inhalations fluoboriques, protégerait la muqueuse respiratoire contre l'action irritante de l'acide hydrofluoborique.

Dans la première hypothèse, la mitigation serait réciproque, puisque le fluorure de bore isolé est un destructeur énergique des matières organiques, tellement que j'ai déjà eu l'idée de l'utiliser en dissolution dans de l'acide sulfurique pour détruire ces matières à l'occasion des recherches toxicologiques. Quoi qu'il en soit de cette hypothèse, il est bien évident que la molécule HFl exerce une certaine influence sur la molécule BFl^3, dans l'acide hydrofluoborique, puisque c'est elle qui lui permet de subir le contact de l'eau, sans se décomposer.

L'étude que nous venons de faire des produits de la décomposition hydrique du fluorure de bore démontre clairement que les inhalations de cette substance peuvent très bien agir directement sur le bacillus tuberculeux, avec toute l'énergie dont l'acide borique paraît susceptible et avec au moins une partie de l'énergie encore plus grande qu'on accorde genéralement à l'acide fluorhydrique.

Supposons toutefois, que le fluorure de bore n'agisse dans les poumons que comme borate et fluoborate alcalins; et en prêtant aux expériences *in vitro* une valeur peut-être exagérée,admettons que les produits de la décomposition du fluorure de bore par l'eau soient impuissants pour tuer directement et immédiatement le bacillus tuberculi dans la cornue animale.

Est-ce que cela nous empêchera de compter sur le fluorure de bore pour guérir la phthisie pulmonaire ? Très certainement non.

« Tuer le microbe spécifique » ce n'est pas la seule chose importante à faire, dans la thérapeutique de la tuberculose. Il y a d'autres grandes indications à satisfaire, dans le traitement de cette grave maladie ; et rien ne nous empêche de croire que le fluorure de bore ne soit antiphymatique que parce qu'il constitue le moyen par excellence de remplir l'une de ces indications ou même plusieurs à la fois.

Il n'est pas indispensable de tuer directement

et immédiatement le microbe spécifique. Ainsi que je l'ai dit ailleurs, « la thérapeutique antiseptique doit se contenter d'empêcher la multiplication des microbes (Bouchard) (1) ou de les faire changer de fonction. Dans ce cas, c'est au terrain, c'est au *milieu* constitué par l'organisme infecté que nous devons nous adresser. Le microbe a besoin de se maintenir constamment adapté à ce milieu, pour qu'il y puisse vivre. Or cette adaptation ne se fera qu'à la condition que le petit être suive toutes les modifications de l'organisme en se modifiant lui aussi. Mais à toute altération matérielle correspond une altération fonctionnelle : donc pour soustraire l'homme à l'action maléfique de la bactérie, il suffira de forcer celle-ci à changer son *modus vivendi*, en changeant la constitution du premier » (2).

Pour que la modification du terrain organique soit praticable dans un but thérapeutique, il faut qu'elle ne soit pas nuisible à l'organisme. Or la modification par le fluorure de bore remplit bien cette condition essentielle.

Mais ce n'est pas un microbe seul qui fait, en général, la maladie tout entière. S'il est possible d'expliquer la variabilité de marche et de gravité d'une même maladie par la variabilité du degré de

(1) BOUCHARD. — Auto-intoxications, page 213.

(2) ALVARO ALBERTO. — Tratamento da febre amarella, *in* Congresso brazileiro de medicina et cirurgia, 1888.

virulence d'un même microbe et du degré de l'infection par ce microbe, il n'en est pas de même de la variabilité de forme anatomo-chimique, que je ne puis m'expliquer autrement qu'en admettant l'existence de microbes *commensaux variables*, à côté du microbe *spécifique invariable*.

Il en est ainsi probablement dans la phthisie tuberculeuse, où l'existence de microbes différents associés au bacillus tuberculi a été déjà constatée par nombre de savants. Eh bien ! tuer les commensaux de ce bacillus, ou empêcher leur reproduction, ou leur faire changer de fonction, ce sont des indications que le fluorure de bore paraît à même de pouvoir satisfaire, puisque quand même il serait impuissant contre le bacillus de Koch, il n'en resterait pas moins un fermenticide des plus énergiques.

Mais supposons un instant que le fluorure de bore ne soit pas fermenticide ni pour le ferment spécifique, ni pour les ferments commensaux, dans la phthisie tuberculeuse. Mais alors s'il n'agit pas comme microbicide, ne sera-t-il pas capable néanmoins de l'action efficace que je lui ai attribuée? Il est évident que *non*.

« On doit beaucoup espérer de la pharmaco-thérapie antiseptique ainsi que de la bactéréothérapie, ai-je dit à propos du traitement de la fièvre jaune ; mais seulement *beaucoup* et pas *tout* d'elle seule. S'il n'est pas raisonnable de mépriser la nouvelle méthode curative, il ne l'est pas non plus d'exagérer comme on est en train de le faire, les tendances d'ailleurs plausibles, de la thérapeutique moderne, en faisant de l'antisepsie dans la persécution du microbe une véritable idée fixe de thérapeutique délirante.

Le microbe vaut quelque peu, sans doute ; mais lui seul n'est pas *tout*. Il n'est même que le *principal*. Le principal c'est la substance toxique que le parasite introduit dans l'organisme. En effet, le microbe, qui est un être parasitaire, doit se conduire comme tous les parasites, comme la filaire dans le sang, la trichine dans les muscles ou l'anchylostome dans l'intestin, — c'est-à-dire, en donnant des toxiques à la victime et en outre en lui enlevant des nutriments.

Ce n'est pas la bactérie qui est la maladie ; c'est plutôt l'intoxication dont elle est la *cause* ; intoxication qui peut persister, après la mort de la bactérie dont le cadavre lui-même peut devenir une cause pathogénique nouvelle.

C'est à une intoxication que l'infection microbienne se réduit en dernière analyse. Elle est passible, en conséquence des traitements par les *anti* ou *contra*, c'est-à-dire par les antidotes ou contrepoisons.

L'idéal du clinicien, c'est le remède nosocratique : or, un traitement ne sera pas moins nosocratique, si, au lieu d'être antiseptique, il n'est que antidotique. Ainsi le fluorure de bore ne sera pas moins nosocratique, mais antituberculeux si, au lieu d'être un antibacillaire, il n'est qu'un contrepoison de l'intoxication tuberculeuse.

On le voit bien, le nombre des grandes indications que le fluorure de bore semble pouvoir remplir dans le traitement de la phthisie est assez considérable.

Laquelle de ces indications est réellement satisfaite par le nouveau médicament ? Je ne saurais le préciser, mais si j'avais à émettre une opinion quelconque là-dessus, je dirais que le fluorure de bore n'agit que comme microbicide, dans la microbiose tuburculeuse, et que, en inhalations dans la tuberculose pulmonaire, il exerce cette action microbicide de deux façons différentes : dans les poumons où il agit en solution concentrée et peu ou pas encore transformé, il entrave directement sur place le développement du bacille tuberculeux, et, dans l'intérieur de l'organisme, il fait changer de vie au bacille de Koch, c'est-à-dire, — pour employer un terme consacré par l'usage, — il *atténue* ce bacille, en modifiant la constitution du milieu organique.

Il n'est pas vraisemblable que le fluorure de bore remplisse convenablement toutes les indications thérapeutiques dont nous avons parlé, c'est-à-dire qu'il agisse en même temps avec le bacille et sur ses commensaux *variables* et qu'en outre, il soit un antidote de l'intoxication tuberculeuse.

Donc on fera bien de lui donner des auxiliaires pour marcher plus vite et avec plus de sûreté. Maladie complexe, traitement complexe.

Quant au choix de ces auxiliaires, il est clair qu'il n'en faut prendre que les plus actifs et de préférence les inhalables, tels que la créosote, les essences (benjoin, térébenthine), les sulfureux, etc.

Parmi les derniers, j'indiquerai spécialement le soufre élémentaire, inhalé en poussière bien fine, qu'on pourra obtenir facilement en pulvérisant le persulfure d'hydrogène dans un courant d'anhydride sulfureux. « Pour pulvériser le persulfure d'hydrogène, il faut le fluidifier préalablement au moyen du bisulfure de carbone. On obtient alors de l'acide sulfhydrique en abondance et, en outre, du soufre précipité, en poudre la plus fine possible. Il est à peine nécessaire d'ajouter que, si la pulvérisation du liquide se fait en présence de l'anhydride sulfureux, il ne se produira que du soufre en poudre extrêmement ténue... Dorénavant, donc, on pourra faire des *inhalations de soufre métalloïdique* ; et il saute aux yeux qu'appliqué de cette façon, cet agent pourra produire ses effets mieux que jamais dans les maladies de l'appareil respiratoire : dans le parasitisme, grand ou petit, des fosses nasales, par exemple, ou dans le croup et peut-être aussi dans la tuberculose pulmonaire où les inhalations de gaz sulfureux, presque toujours faites avec du *soufre brûlé et vaporisé*, ont fourni des résultats si encourageants, et dont l'agent microbien, selon les expériences de M. Villemin, ne résiste pas *in vitro* aux polysulfures solubles, c'est-à-dire aux sulfures bien chargés de soufre, lesquels, comme l'on sait, s'originent facilement du contact des alcalis avec du soufre en quantité » (1).

Une fois le fluorure de bore et ses auxiliaires administrés, on aura assurément fait une bonne partie du traitement de la tuberculose, la maladie étant alors atteinte dans sa cause déterminante, le microbe. Cependant, que celui-ci soit paralysé ou même tué par les agents pharmaceutiques, on n'aura pas encore tout fait pour que la guérison soit parfaite, radicale. Pour qu'il en soit ainsi, il faudra encore compléter le traitement pharmaceutique par un traitement hygiénique rigoureux. L'hygiène est plus que jamais indispensable, ainsi que la pathogénie de l'infection tuberculeuse le démontre.

La tuberculose, comme toutes les infections, est un produit de deux facteurs : d'un microbe spécifique et d'un organisme *prédisposé à la maladie tuberculeuse.*

Or, la prédisposition à une maladie n'est elle-même qu'une autre maladie. Elle n'est, en effet,

---

(1) ALVARO-ALBERTO. — Sur l'emploi thérapeutique du persulfure d'hydrogène, *in* Boletins da Sociedade de méd. et cir. de Rio de Janeiro et Bulletin général de thérapeutique, 1889.

qu'un état d'adaptation imparfaite ou de *dysadaptation* de l'organisme au milieu dans lequel il vit, ce milieu ayant exercé sur lui une action différente de celle qui était convenable à son organisation particulière et sous laquelle il fonctionnait jusqu'alors. Or, la dysadaptation de l'organisme à son milieu n'est que la maladie, la meilleure santé étant l'état le plus parfait d'adaptation, la mort, la désadaptation complète.

Il y a donc, à vrai dire, deux maladies dans une seule, quand il s'agit d'une infection.

Mais il y a infection et infection, puisque les maladies infectieuses n'évoluent pas toutes d'une même façon. Elles sont de deux genres : vaccinantes et non vaccinantes.

Dans les infections vaccinantes, l'organisme passe par trois modifications successives :

D'abord il est *prédisposé* à la maladie, c'est-à-dire qu'il est modifié de façon à constituer un milieu favorable à la culture d'un certain microbe.

Ensuite il est *malade*, infecté, c'est-à-dire troublé par le conflit de ses composants avec les toxiques microbiens.

Enfin, il est vacciné, c'est-à-dire guéri, et de la prédisposition et de l'infection, étant parvenu à se débarrasser des matériaux incompatibles, dont le conflit lui rendait la vie anormale, et à se réorganiser, c'est-à-dire à se modifier de façon à pouvoir se réadapter au milieu extérieur en perdant quelque chose de ce qu'il avait ou en retenant (en vie latente ou non) quelque chose qu'il n'avait pas auparavant ; en d'autres mots, en adoptant une nouvelle manière d'exister, et, conséquemment, une nouvelle manière de fonctionner.

En effet, l'être organisé peut très bien subir des changements profonds dans sa composition sans cesser néanmoins de vivre plus ou moins sainement, pourvu que ces changements n'atteignent pas son organisation, — comme la molécule isolée peut changer de composition sans changer néanmoins de fonction, pourvu qu'on n'altère pas sa constitution chimique, j'allais dire son organisation.

Il y a plus : la modification *réadaptatrice*, consécutive à la maladie, une fois effectuée, l'organisme tend à la conserver, selon les affinités de sa nouvelle composition ; et ce but est bien atteint si le milieu extérieur ne s'y oppose pas, en cessant d'agir sur le système comme au moment de la réadaptation, c'est-à-dire en exerçant sur l'organisme une action qui, peut-être inoffensive auparavant, deviendrait pathogénique après la réadaption.

Bref, l'organisme a non seulement la faculté de se réorganiser pour se réadapter (force médicatrice), mais aussi la faculté de conserver l'organisation acquise au moment de la rédaptation (force conservatrice). C'est ainsi qu'une fois guéri de la prédisposition pour une certaine infection, l'organisme reste vacciné contre le microbe de cette vaccination, non seulement au moment de la guérison, mais aussi après, —longtemps après.

Voyons maintenant les infections non vaccinantes. Elles n'ont que deux périodes : celle de *prédisposition* et celle de *maladie*. La troisième période est incomplète ici, l'extinction de la prédisposition par la modification organique curative de la maladie n'ayant pas lieu.

Dans les microbioses vaccinantes, la modification organique consécutive à la maladie est adaptable et opposée à celle inadaptable qui constitue la prédisposition : par conséquent, elle ne peut pas s'établir sans détruire cette dernière. Dans les microbioses non vaccinantes, les choses se passent autrement. Ici l'état organique consécutif à la maladie (celui qui resterait après l'élimination, la neutralisation ou la ségrégation, en vie latente, des matériaux dont le conflit occasionne la maladie) n'est pas adaptable au milieu normal, parce que la transformation organique produite par le microbe ne s'accompagne pas de la disparition des conditions qui constituent l'état inadaptable de prédisposition pour la maladie. Au contraire, l'infection étant consomptive ne peut avoir pour effet que d'accroître la débilité organique prédisposante.

Si ce n'était pas la persistance de l'état de prédisposition en dépit des changements profonds que le bacille doit produire dans l'économie, le trouble apporté par le microbe se terminerait ici, comme dans les microbioses vaccinantes, par la guérison radicale. La preuve qu'il en est ainsi, c'est qu'il suffit que l'état de prédisposition devienne latent, pour que l'état consécutif à la réaction contre le microbe soit adaptable au milieu extérieur, et qu'en conséquence la maladie s'arrête.

Il faut, en effet, admettre que la prédisposition pour la tuberculose puisse se cacher dans l'organisme sous la forme latente, à la façon d'autres états organiques. Autrement, on ne saurait pas comprendre comment un individu guéri de tuberculose peut néanmoins transmettre à ses fils la prédisposition pour cette maladie. Il y a plus : cette prédisposition peut être transmise par des individus qui l'ont héritée et qui ne deviennent tuberculeux qu'après leurs fils, quoique exposés à la contagion comme eux. Ainsi, je connais une mère qui a des proches tuberculeux, et qui a eu des fils tuberculeux *de divers pères non tuberculeux*, mais qui toutefois n'est devenue tuberculeuse que longtemps après ses fils.

La prédisposition à la tuberculose, étant inépuisable par l'infection tuberculeuse, constitue un obstacle permanent pour la résolution de cette infection. Donc, il faut la traiter. C'est là une indication capitale, qu'il faut tâcher de remplir par tous les moyens possibles. Il y a même des médecins pour lesquels c'est là tout ce qu'il y a d'im-

portant à faire dans le traitement de la tuberculose, le traitement microbicide étant « futile », les
ptomaïnes d'origine bacillaire ne donnant naissance qu'à des phénomènes intercurrents, et enfin « la mauvaise nutrition ne constituant pas
simplement une prédisposition pour succomber à
un bacille, mais l'essence de la maladie tout entière » (1). On a évidemment tort de penser de
cette façon. Le phénomène essentiel de la phtisie
étant la consomption ($\varphi\theta$ίσις), et l'infection microbienne, — l'alimentation de parasites, — étant
une cause de consomption, il saute aux yeux
combien est important le traitement microbicide.

Il est vrai que, sans un terrain apprêté par la
prédisposition, le microbe ne pourra pas vivre.
Mais est-ce qu'on aura le temps de détruire cette
prédisposition par les moyens connus jusqu'ici, —
par les moyens hygiéniques, — dont l'action est
si lente, si on n'arrête pas ou si au moins on ne
réduit pas par d'autres moyens la consomption par
les microbes, de façon à ralentir la maladie? Oui,
quelquefois, mais très exceptionnellement. La
chose ne sera pas impossible, mais elle sera extrêmement difficile, et, en tout cas des plus dou-
teuses, puisque, d'un côté, la prédisposition à la

(1) Dr Solomon et Solis-Cohen. — Food in the treatment of pulm. consumption (Boston med. and surg.
journ. July 18, 1889). — Dr W. H. Thomson. — The influence of the microbe theory on the treatment of
phthisis (Boston med. and. surg. J. May 23, 1889).

tuberculose n'est pas un état passager, et, d'un autre côté, l'hygiène n'agit sur lui que très lentement.

La prédisposition à la tuberculose est un état constitutionnel, une « deuxième nature », transmissible par hérédité et capable de résister aux changements, si profonds, que les infections microbiennes doivent opérer dans l'économie. Elle est un état chronique, provenant d'une modification très lente et silencieuse, mais aussi très profonde de l'organisme. Or, maladie chronique, traitement chronique.

Quelles sont, en effet, les conditions qui donnent naissance à la prédisposition pour la tuberculose? Est ce que ce sont des causes passagères ou dont l'action n'est pas répétée, et que l'organisme a le temps d'en corriger les effets, comme c'est le cas pour les causes prédisposantes des infections vaccinantes? Bien au contraire, ce sont des conditions à action prolongée, qui agissent sans cesse sur l'organisme et qui en changent la constitution d'une façon lente, mais continuelle et durable : ce sont les circonstances étiologiques de ce qu'on a appelé la misère physiologique, telles que l'encombrement, le séjour dans des habitations humides, mal aérées et mal éclairées; l'alimentation mauvaise et insuffisante, la sédentarité, le surmenage par le travail, les excès, enfin, de toutes sortes.

Il est donc indispensable de combattre la prédisposition pour la tuberculose, tout en attaquant en même temps l'infection par tous les moyens possibles.

Pour attaquer l'infection, c'est à la pharmacologie qu'on doit s'adresser. Il n'en est pas de même pour combattre la prédisposition. Nous venons de voir que, pour attaquer l'infection, c'est à la pharmacologie qu'on doit s'adresser. Eh bien, pour combattre la prédisposition, c'est à l'hygiène. Il y a bien, parmi les agents médicamenteux, quelques *toniques* qui ne sont pas à mépriser ; mais ils ne sont que des moyens auxiliaires. La prédisposition à la tuberculose, nous venons de le voir, n'est due qu'à des défauts d'hygiène : donc, il est indispensable de lui opposer un traitement hygiénique, pour la faire disparaître.

On sait, en général, en quoi doit consister ce traitement ; aussi je n'insisterai que sur la rigueur avec laquelle il faut faire exécuter les prescriptions les plus importantes, telles que celles qui ont rapport à l'air, à la lumière et à l'aliment.

Pour ce qui est de l'air, l'essentiel c'est que le malade ne respire pas un seul instant de l'air impur, vicié ou déjà respiré par lui ou par autrui.

Quant à la provenance, peu importe qu'elle soit de la plaine ou de la montagne, de la forêt ou de la mer, la condition *sine qua non*, est que l'air soit très pur. Il y a des climats plus ou moins hygiéniques, mais il n'y a pas de climats antituberculeux. Le climat, quel qu'il soit, n'a pas d'action curative sur le tubercule (Jaccoud) ; et le fait d'une localité vierge de la phthisie ne prouve pas qu'elle jouisse du privilège de l'immunité, c'est-à-dire que le bacille ne puisse y vivre ni que le malade y guérisse forcément. En effet, selon M. Paul Jacoby (1), il y a un grand nombre de pays où la phthisie étant inconnue, les phthisiques qui sont venus s'y fixer, loin de guérir à cause de l'immunité du pays, ont infecté les indigènes, qui depuis sont décimés. Tel a été le sort de la ville de Barbacena, à climat d'altitude, au Brésil. Selon M. Joviano Jardim (2), la phthisie y était inconnue jusqu'en 1850, mais, ayant été importée par des phtisiques d'autres localités, elle y sévit aujourd'hui sur les habitants de la ville, tellement qu'en 1887, elle a été la cause d'un tiers des décès.

Avec l'air, la lumière. Il faut de la lumière solaire, appliquée non seulement de façon à faire de l'antisepsie autour du malade, comme on l'applique généralement, mais aussi sous forme de *bains de soleil*, de façon à agir directement sur l'organisme, pour le revivifier, pour le faire profiter de l'action eutrophique dont les rayons solaires sont doués.

C'est à l'insolation méthodique, faite tous les jours, pendant presque toute la journée, que la

(1) Paul JACOBY. — Phtisie et attitudes, Paris, 1888.

(2) Joviano JARDIM. — Causas de disseminaçâo da tuberculose (*in* Congresso brazileiro de med. e cir. 1888.

malade de l'observation VII doit en partie la santé apparente dont elle jouit actuellement.

Quant à l'alimentation, il ne suffit pas de la donner abondante et saine, comme tout le monde la conseille. Il faut ne pas oublier, qu'ainsi que l'a dit M. Chambers (1), à propos de l'importance des organes digestifs dans la thérapeutique, « it is wast toil to try and enter locked doors » : c'est-à-dire qu'il faut, non seulement suralimenter, mais aussi tâcher de mettre le malade à même de pouvoir profiter de l'aliment. Or, ce n'est pas en gorgeant le malade de confitures pharmaceutiques, tels que les sirops, les gelées, etc., qu'on parviendra à le faire s'alimenter convenablement, c'est-à-dire avec appétit. Ce but, on ne pourra l'atteindre qu'en ménageant l'emploi des médicaments et des correctifs anorexiques, dont on abuse si généralement au plus grand préjudice du malade.

Le sucre n'est pas le correctif qui convient aux dyspeptiques, surtout quand il s'agit d'un traitement de longue durée ; c'est plutôt la *glycérine* (2), correctif précieux, dont l'action sur lappareil digestif est si bienfaisante qu'il ne

---

(1) T. K. CHAMBERS. — Lectures chiefly clinical, pag. 463.

(2) ALVARO-ALBERTO, — Da glycerina como succédaneo dos saccharinos e gardurosos. — Thèse de concurso. 1885.

manque pas de médecins (1) qui lui attribuent, à elle seule, les effets toniques reconstituants qui font de la glycérine un correctif-médicament des plus utiles dans la tuberculose.

(1) CONSTANTIN-PAUL. — Sur l'action thérap. de la glycérine (Bulletin g. de thérapeutique, 1877, page 284). — L. A. PAOLI. — Les accidents de l'organisme, page 127. — VINCENZO PATELLA. — Nozioni fondamentali di materia e terapia, pag. 39.

CHAPITRE V

Procédés de préparation du fluorure de bore. — Procédé d'inhalation.

Le fluorure de bore peut être obtenu par des procédés divers. On peut le préparer :

1° En calcinant dans un vase de grès un mélange de fluorure de calcium et d'acide borique fondu, dans la proportion de 1 du premier pour 2 du second. Il se forme du borate calcique et du fluorure de bore.

2° En chauffant dans un vase de verre un mélange d'une partie d'acide borique fondu et pulvérisé avec deux de fluorure de calcium et une grande quantité (12 parties) d'acide sulfurique concentré.

Ces deux procédés ne sont pas assez pratiques pour qu'on puisse s'en servir dans la clinique ; aussi je conseille de préparer le fluorure de bore pour inhalations, par la même réaction que dans le deuxième procédé, mais en simplifiant l'opération par l'emploi de l'acide fluorhydrique en substitution au mélange de fluorure de calcium et d'acide sulfurique.

Avec l'acide fluorhydrique l'opération est des plus simples, puisqu'il suffit de mettre une petite lampe à alcool ou même une bougie commune, allumée sous une capsule en porcelaine contenant l'acide borique et une solution de cet acide, dans de l'acide fluorhydrique commercial. L'acide borique y doit être en grand excès, en constituant une pâte sèche avec le soluté fluoborique, afin d'empêcher la production de vapeurs fluorhydriques. Pour plus de précaution, on couvrira la pâte d'une couche d'acide borique pur, que les vapeurs fluoboriques auront à traverser avant de se répandre dans l'atmosphère.

Il faut ne pas avoir peur de faire inhaler des vapeurs épaisses du fluorure de bore, qui, même en petite quantité, obscurcissent l'atmosphère assez sensiblement pour faire croire aux malades qu'ils en ont trop à respirer. Ces vapeurs sont inoffensives ; aussi la dose qu'on en doit administrer, c'est la quantité la plus grande que le malade en puisse tolérer.

La durée des séances d'inhalation doit varier selon les doses à administrer à chaque séance. En général, je fais faire deux séances par jour : une d'environ deux heures, le matin, et une autre de trois à quatre heures, le soir. Dans la première séance, les inhalations sont fortes, dans la deuxième elles sont faibles, la chaleur nécessaire pour le dégagement du gaz étant fournie par la petite flamme d'une veilleuse, ce qui fait que le malade peut très bien prendre des inhalations en dormant.

Quant à la *salle d'inhalation*, elle ne doit pas être si petite que le sont, en général, les cabines qu'on a employées pour les inhalations fluorhydriques. Elle doit être assez grande pour mériter le nom de salle, et avoir des fenêtres à vitres pour son éclairage et à persiennes pour son aération. L'air y doit être renouvelé sans cesse, au moyen d'un appareil quelconque, capable d'empêcher que l'air vicié par la lampe et par le malade y puisse s'arrêter un moment. Cet appareil doit être choisi, non pas entre ceux qui refoulent de l'air pur, comme on l'a fait jusqu'ici, mais entre ceux qui aspirent l'air vicié; et le préférable entre tous ceux que je connais, c'est la trompe aspirante Alvergniat, qu'on doit monter de façon à renouveler l'air sens dessus dessous, en aspirant les couches inférieures de l'atmosphère de la salle.

En faisant traverser une couche épaisse d'eau à l'air aspiré par l'appareil, on aura un liquide qui, étant chauffé, donnera à nouveau du fluorure de bore à inhaler, après avoir perdu l'eau en excès et les matières volatiles ou vaporisables que l'eau aurait pu retenir.

Le renouvellement de l'air par la trompe, qui ne lui permet de retourner à la salle qu'après avoir été lavé, est une opération qui doit être faite *continuellement* et pendant tout le temps que le malade sera dans la salle d'inhalation.

Puisque l'expérence le démontre, il n'est pas douteux que l'air sorti de la poitrine des tubercu-

leux ne soit bactériologiquement pur ou presque
pur ; mais, en revanche, il est certain que l'air,
une fois respiré, n'est plus chimiquement pur,
ayant alors quelque chose en moins et en même
temps quelque chose en plus. Donc, si l'atmosphère confinée n'a pas, ou presque pas de danger,
au point de vue de l'infection microbienne, il
n'en est pas de même au point de vue de l'*infection chimique.*

Il est absolument indispensable, je le répète,
que le tuberculeux ne respire pas un seul instant
de l'air vicié d'une façon quelconque, et surtout
de l'air prérespiré par lui ou par autrui. Seul,
l'arbre peut respirer dans l'atmosphère du poi-
trinaire sans en éprouver de mal.

Dans le but de diminuer la viciation de l'air
dans la salle d'inhalation, j'ai eu l'idée de subs-
tituer la lampe à alcool par la pile à bichro-
mate et de chauffer le mélange producteur du
fluorure de bore en plaçant le vase qui le doit
contenir dans un bain d'étain ou de plomb fondu
par l'électricité. Cette substitution ne serait évidemment qu'avantageuse ; mais malheureusement, pour le moment, il n'est pas possible de la
réaliser, le petit creuset électrique pour fondre le
métal du bain n'existant pas encore tout fait.

Paris. — Imp. A. DAVY, 52, rue Madame.

TABLE DES MATIÈRES